中医经典古籍评注之美人方系列

香奁润色

古代女子美容保健指南

曲剑华　主审

吕景晶　主编

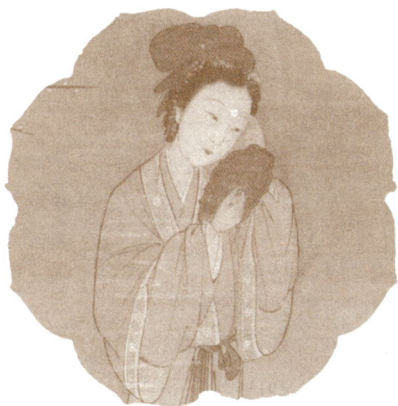

中国健康传媒集团
中国医药科技出版社 ·北京

图书在版编目（CIP）数据

香奁润色：古代女子美容保健指南 / 吕景晶主编.
北京：中国医药科技出版社，2025.7. --（中医经典古
籍评注之美人方系列). -- ISBN 978-7-5214-5003-3

Ⅰ．R212

中国国家版本馆 CIP 数据核字第 2025YT2996 号

美术编辑　陈君杞
责任编辑　翟春艳
版式设计　也　在

出版　**中国健康传媒集团** | 中国医药科技出版社
地址　北京市海淀区文慧园北路甲 22 号
邮编　100082
电话　发行：010-62227427　邮购：010-62236938
网址　www.cmstp.com
规格　880 × 1230mm $\frac{1}{32}$
印张　$10\frac{7}{8}$
字数　253 千字
版次　2025 年 7 月第 1 版
印次　2025 年 7 月第 1 次印刷
印刷　北京印刷集团有限责任公司
经销　全国各地新华书店
书号　ISBN 978-7-5214-5003-3
定价　**42.00 元**

获取新书信息、投稿、为图书纠错，请扫码联系我们。

内
容
提
要

　　本书以明代胡文焕所辑《香奁润色》为底本，
创新性采用"方药简释""主要成分""用法""点
评指导"四部分体例，对原书 13 类方剂与方法进
行现代化注解与诠释。一方面，本书致力于传承
古籍中的合理智慧，并肯定其对女性身心需求的
深度关注，这种关怀意识显著超越了其时代局限；
另一方面，对部分带有历史烙印的内容（如缠足
护理），以及含毒性药材、重金属的配方或明显迷
信之法，则予以明确警示与批判。总而言之，本
书以古籍为根、科学为尺，既守护传统精粹，亦
筑牢安全底线，力图打造出一部贯通古今、兼具
文化厚度与实用指导价值的女性生活经典，同时
也为现代读者搭建起与古代智慧理性对话的桥梁。

编委会

序

"香奁"者,闺阁之藏也;"润色"者,不仅饰器物之华,更护人身之安。展读此编,如推开一扇通往古之闺阁的窗,既见衣物藏贮的精巧,亦闻草木驱虫的清芬,更触到那些关乎女性生命全周期的细碎记录——其中既有跨越千年的生活智慧,亦有受限于时代的斑驳印记,读来五味杂陈,却愈见其珍贵。

此书之可贵,首在"细"。作者从浩繁古籍中钩沉,将散如星点的女性日用知识串联成篇:洗垢腻用茶子,防蛀虫取茱萸,收毯褥赖莴苣,连藏一件真红衣裳都要记"忌近麝香"的叮嘱。这些细碎到"晒背不晒面"的规矩,藏着古人对女性生活的体察——知她们惜衣物之华,故传护色之法;懂她们怕虫蛀之扰,故授草木之方。于寻常日用中见关怀,而作者对这些内容的解读,可谓是细致入微,这恰是此书最动人处。

然细读之下,原文中亦有今人看来"匪夷所思"者。譬如胎产部所录诸法,或借符咒祈安,或凭草木催产,甚至有依星宿择时之说,今日读来,难免觉其荒诞。这并非古人之过,实因彼时医理未昌,女性生育本就如过鬼门关,那些看似

"天方夜谭"的记载，实则是她们在无知与恐惧中，拼命抓住的一线希望。与其斥之为"迷信"，不如视为一种特殊的"生存智慧"——在缺医少药的年代，哪怕是虚妄的慰藉，亦是对"生"的执着守护。

而恰恰是这些"不完美"，更显作者眼光独到。在"女子无才便是德"的旧时代，在"妇人之疾不值深究"的偏见里，竟有这样一部书，将目光投向女性的妆容、发型、衣物、居所、生育、病痛，事无巨细地记录她们的所需所惧。它或许没能提供科学的答案，却首先承认了"女性的需求值得被看见"——这份关注，本身就是对"女性从属"观念的无声反抗，比任何精致的辞藻都更具力量。我想这也是作者选择评注此书最主要的原因。

今日读此书，不必苛责原书的认知荒诞，亦不必讶异其方法简陋。它的价值，正在于保留了那份"不完美的关怀"：让我们看见，古之女性曾如何在困顿中寻找生机，而前人又如何笨拙却真诚地，为她们的生活"润色"。这份跨越千年的关注，恰是留给今人的镜鉴——对女性的关怀，从来不必等"完美的答案"，而应始于"看见需求"的初心。是为序。

二〇二五年夏

香奁润色原序

　　夫天生佳人，雪肤花貌，玉骨冰肌，若西子、杨妃辈，即淡扫蛾眉，自然有动人处，果何假脂粉以污其真哉？是润色为不必也。然而良工必藉利器而后其事善，绘事必加五彩而后其素绚，故佳人之修其仪容，洁其服饰，譬如花之得滋，玉之就琢，而其光莹为益增，是润色又所必假矣。别世不皆西子、杨妃辈，此予所集聊为香奁之一助耳。至若其间，疗其疾病，证其怪异，调其经血，安其胎产，皆其至要者乎。而藏贮洗练，虽为末务，要亦佳人之所必用者，其法尽为列之。当不独区区润色已也，而保摄修齐之道，盖见之此矣。惟画眉傅粉之郎，为能格焉。倘以此红粉赠与佳人，佳人将必曰：幸孔！幸孔！彼良工之利器，绘事之五彩，而又何羡乎？而胡生者玉成于人，庶几君子。

明·胡文焕

目 录

头发部 附眉

🌸 面 部

🌸 瘢痣部

手足部

🦋 胎　部

🦋 怪异部

🦋 洗练部

藏贮部

头发部 附眉

女人鬓不乱如镜生光方

鹿角菜五钱

滚汤浸一时，冷即成胶，用刷鬓，妙。

❀ **方药简释**　**鹿角菜**：海萝科植物海萝的藻体。内服有清热、消食、化痰之功，可治劳热①、痰结、瘰积、痔疾②。

❀ **主要成分**　灰分中含钠、钾、硅、铝、磷、铁、钙、镁、硫、锰、铜、钛、硼；黏液内含硫酸多糖、牛磺酸。

❀ **用　　法**　取鹿角菜适量，开水浸软，放凉后呈胶状，用来梳鬓角。

❀ **点评指导**　《本草纲目》中曾记载："鹿角菜……久浸则化如胶状，女人用以梳发，黏而不乱。"此胶状物应属于天然提取的鹿角菜胶，又名卡拉胶，常用于冰激凌、果冻、润肤制品以及药膏基质的加工制作。此外，作为食品，鹿角菜膳食纤维含量较高，具有一定延缓碳水化合物吸收、促进肠道蠕动以及降低胆固醇的作用。但此物咸寒，久食易诱发咳嗽或痢疾，故而食用须适量。

---

① 《食性本草》：下热风气，疗小儿骨蒸热劳。

② 《岭南采药录》：消痰下食。治一切痰结瘰积，痔毒。以之作海藻酒，治瘿气；以之作琥珀糖，去上焦浮热。

梳头发不落方

侧柏两片，如手指大　榧子肉三合①　胡桃肉二合

上件，研细，擦头皮极验。或浸水掠头亦可。

❀ **方药简释**　**1.侧柏：**柏科植物，常以枝梢及叶入药。有凉血止血、化痰止咳、生发乌发之功，可治多种出血证及血热脱发。**2.榧子肉：**红豆杉科植物榧的种子。有杀虫、消积、润燥之功，可治虫积腹痛、肠燥便秘及肺燥咳嗽。**3.胡桃肉（核桃仁）：**胡桃科植物胡桃的种子。有补肾、温肺、润肠之功，善治虚寒喘嗽。

❀ **主要成分**　侧柏叶含有挥发油及酯类成分，榧子、核桃仁均富含脂肪油，榧子又含草酸、葡萄糖、挥发油等。

❀ **用　法**　将方中药物研成细末，涂擦头皮，或将其捣烂，在冷水中浸泡，每日蘸药水梳头若干次。

❀ **点评指导**　唐代《孙真人食忌》中载，侧柏叶与麻油调涂可治头发不生。本方将麻油替换为富含脂肪油的榧子、核桃仁，作用相似，尤其适用于血热或头脂过少引起的脱发。方中核桃仁虽有补肾乌发②之功，可治肾虚脱发或须发早白，但内服方可见效。此外，日本产榧子含生物碱，对子宫有收缩作用，可用于药物流产。

---

① 合，音 gě，古代容量单位，1 合 ≈ 20ml。

② 《开宝本草》：润肌，黑须发；《本草纲目》：补养气血，润肌黑发。

生发方 又名生秃乌云油方

秦椒　白芷　川芎各一两　蔓荆子　零陵香　附子各五钱

上，各生用，锉碎，绢袋盛，清香油浸三七日，取油，日三度擦无发处，切勿令油滴白肉上。

❀ **方药简释** 1. **秦椒**：即花椒①，芸香科植物，常以成熟果皮及种子入药。能温中止痛、杀虫止痒，内服可治脘腹冷痛、呕吐泄泻、虫积腹痛、蛔虫症；外用可治湿疹瘙痒。2. **白芷**：伞形科植物白芷或杭白芷的干燥根。内服散风除湿、通窍止痛、消肿排脓，可治感冒头痛、眉棱骨痛、鼻塞、鼻渊、牙痛、白带、疮疡肿痛；外用长肌肤、润颜色，可止痒除垢。3. **川芎**：伞形科植物川芎的干燥根茎。能活血行气、祛风止痛，为"血中之气药"，可治头痛、痛经、癥瘕腹痛、胸痹心痛等多种气滞血瘀证所致之痛症。4. **蔓荆子**：马鞭草科植物单叶蔓荆或蔓荆的干燥成熟果实。能疏散风热、清利头目，可治风热感冒、头痛、齿龈肿痛、目赤多泪、目暗不明、头晕目眩。5. **零陵香**：报春花科植物灵香草的带根全草。能祛风寒、辟秽浊，可治感冒、头痛、胸腹胀满、下利、遗精、鼻塞、牙痛。6. **附子**：毛茛科植物乌头的子根的加工品。可回阳救逆、

---

① 《本草纲目》：秦椒，花椒也，始产于秦，今处处可种，最易蕃衍，其叶对生，尖而有刺，四月生细花，五月结实，生青熟红，大于蜀椒，其目亦不及蜀椒目光黑也。

补火助阳、散寒止痛，治亡阳虚脱、肢冷脉微、心阳不足、肾阳虚衰、虚寒吐泻、阳虚外感及寒湿痹痛等。

✤ **主要成分**　花椒含有挥发油、生物碱类、酰胺类、多酚类和黄酮类等多种活性成分。白芷含有香豆素类、生物碱类、挥发油类、多糖类、氨基酸类、苷类等化学成分。川芎含有挥发油类、生物碱类、多糖类、有机酸类等活性成分。蔓荆子含有萜类、黄酮类、木脂素类、酚酸类、甾类、蒽醌类等化学成分。零陵香含有挥发油、黄酮类、皂苷类、甾醇类、香豆素等活性成分。附子以生物碱类为主要活性成分，其中毒性成分主要是乌头碱、次乌头碱、新乌头碱等。

✤ **用　　法**　将方中药物生用锉碎、布包，放入清香油中，浸泡 3~7 天，可用此油擦头皮脱发处，每日 3 次。使用时注意避免药油接触其他部位的皮肤。

✤ **点评指导**　早年曾有研究[①]发现，外用中医美发方剂中的药物构成呈集中趋向，其中使用频率较高的前 10 位中药依次是白芷、零陵香、蔓荆子、细辛、防风、诃子、川芎、墨旱莲、甘松、附子。本方除花椒外，均榜上有名。那么首用花椒的特殊意义是什么呢？查阅古籍不难发现，关于花椒固发、生发的论述非常之多，《神农本草经》《名医别录》言其"坚齿发"，《药性论》言其"主生发"，《普济方》中更是记载用"花椒末，猪脂调敷"能治头上白秃；药理作用方面，其挥发油对皮肤癣菌或深部真菌也有一定的抑制效果。此外，民间还常用花椒治疗牙疼和脚气。不过花椒虽为药食同源之物，但辛温甚至有小毒，故而内服不宜过量，阴虚火旺者忌服，孕妇慎服。

------

① 雷敬敷. 中药外用美发方剂的药物功效结构和主要药物组成 [C] // 国际传统医学美容学术大会. 1998.

常用长发药

乱发净洗，晒干

以油煎令焦，就铛内细研如膏，搽头长发。

❀ **方药简释**　乱发：即血余。能消瘀、止血，治吐血、鼻衄、齿龈出血、血痢、血淋、崩漏等；兼能利尿，可治小便不利或癃闭①等。另有血余炭，止血之力更强。

❀ **主要成分**　蛋白质、铁、钙等矿物质。

❀ **用　　法**　将适量乱发洗干净，晒干，铛内放油，乱发入油中，煎焦后在铛内研成膏状，用来搽头发。

❀ **点评指导**　血余或血余炭在古今临床应用中，以内服居多，取其止血利尿之功，如《太平圣惠方》中用头发、败棕、陈莲蓬烧灰，并用木香汤送服，治疗诸窍出血；《金匮要略》中用乱发烧灰，并加滑石、白鱼治小便不利；此外，由苏东坡和沈括所著医书合编的《苏沈良方》中，还记载了一个妙用，就是用乱发、蜂房、蛇蜕皮烧灰，并用酒调服，治疗疮口久不愈合。关于其外用的记载相对较少，徐州《单方验方新医疗法选编》有用血余炭、雄黄研末，香油调敷患处来治疗带状疱疹。

---

① 癃闭：中医学病名。以小便量少，点滴而出，甚则闭塞不通为主症的一种疾患。病情轻者涓滴不利为癃，重者点滴皆无称为闭。

又法

凡妇人发秃，酒浸汉椒搽发，自然长。

❀ **方药简释**　汉椒：即蜀椒[①]，芸香科植物，常以成熟果皮及种子入药。能温中止痛、杀虫止痒，内服可治脘腹冷痛、呕吐泄泻、虫积腹痛、蛔虫症；外用可治湿疹瘙痒。

❀ **主要成分**　柠檬烯、香柠檬烯、桉叶素、芳樟醇。

❀ **用　　法**　把汉椒在酒中浸泡一段时间，用药酒来搽头发。

❀ **点评指导**　很多人以为蜀椒就是辣椒，大概因为部分川菜以麻辣闻名，所以大家看到四川省的简称"蜀"，就觉得和辣椒有关，其实不然。辣椒是在明朝末年才传入中国的，而蜀椒的应用历史更为久远，与前文提到的秦椒一样，多数时候都是花椒的别名。入药时可专用果皮（即椒红），如《雷公炮炙论》言："凡使蜀椒，须去目及闭口者，不用其椒子。"也可专用种子（即椒目），如《金匮要略》中的己椒苈黄丸，就是用防己、椒目、葶苈子、大黄治疗腹满口舌干燥，肠间有水气。

---

　　① 《本草纲目》：蜀椒，释名巴椒、汉椒、川椒、南椒、点椒。[时珍曰] 蜀，古国名。汉，水名。今川西成都、广汉、潼川诸处是矣。巴亦国名，又水名。今川东重庆、夔州、顺庆、阆中诸处是矣。川则巴蜀之总称，因岷、沱、黑、白四大水，分东、西、南、北为四川也。

治女人发少方

侧柏叶不拘多少

阴干为末，加油涂之，其发骤生且黑。

❀ **方药简释** 侧柏叶：柏科植物的枝梢及叶。有凉血止血、化痰止咳、生发乌发之功，可治多种出血证及血热脱发。

❀ **主要成分** 侧柏烯、侧柏酮、小茴香酮、蒎烯、石竹烯等。

❀ **用　　法** 将侧柏叶阴干后研末，加油调膏，用以涂抹。

❀ **点评指导** 侧柏叶在临床中的应用较为广泛，不仅能治疗吐血、衄血、咯血、便血、崩漏下血等诸多出血证，还能治疗血热脱发或须发早白。其叶细小呈鳞片状，交互对生，若是叶尖朝下，则看起来与肺脏形态极为相似，不知与它化痰止咳的功效是否有关。此外，有医家认为侧柏叶可治疗痛风、关节炎等症①，民间也常用侧柏叶水煎代茶饮来治疗高血压，有一定效果。

---

① 《本草汇言》：侧柏叶，止流血，去风湿之药也。凡吐血、衄血、崩血、便血，血热流溢于经络者，捣汁服之立止；凡历节风痹周身走注，痛极不能转者，煮汁饮之即定。惟热伤血分与风湿伤筋脉者，两病专司其用。但性味苦寒多燥，如血病系热极妄行者可用，如阴虚肺燥，因咳动血者勿用也。如痹病系风湿闭滞者可用，如肝肾两亏，血枯髓败者勿用也。

又验方

羊屎_{不拘多少}

取以纳鲫鱼腹中，瓦罐固济，烧灰，和香油涂发，数日发生且黑，甚效。

❀ **方药简释** 羊屎：烧灰可以治疗小儿泄痢、肠鸣惊痫等症①，洗头发可以生发②。

❀ **主要成分** 有机物质及氮、磷、钾等。

❀ **用 法** 把羊屎放入鲫鱼腹中，并密封于瓦罐内，烧灰后将其与香油调和，用以涂发。

❀ **点评指导** 关于羊屎灰调汁洗发能生发的记载，相对较早的就是《千金翼方》，书中明确提到三日一洗，不出十次就能见效。无独有偶，《本草纲目》中也记载了这一用法，原文言"羊屎灰，淋汁沐头，生发。和猪脂，变发黄赤"，可见羊屎灰不仅可以生发，如果和猪油调和后再用来洗头，就有可能使头发变黄，不知道这算不算是染发成功了！当然不论哪本古籍，受时代所限，难免有疏漏乃至匪夷所思之处，读者还需谨慎甄别，不可一味模仿。

---

① 《名医别录》：燔之，治小儿泄痢，肠鸣惊痫。

② 《千金翼方》：羊矢灰灌取汁洗之。三日一洗，不过十洗，即生矣。

治女人发短方

东行枣根三尺

横安甑上蒸之,两头汁出,用敷发,妙。

🌸 **方药简释** **东行枣根:** 即鼠李科植物枣的根部的东侧部分。能调经止血、祛风止痛、补脾止泻,主治月经不调、崩漏、吐血、胃痛、痹痛、脾虚泄泻、风疹及丹毒等。

🌸 **主要成分** 黄酮类化合物、维生素 C 及钙、铁等微量元素。

🌸 **用　　法** 枣根三尺横放蒸具上,蒸至两头汁液流出,用汁液敷头发。

🌸 **点评指导** 据传此方慈禧太后[①]也常用,是清代宫廷的常用养发方。有记载称,一九八〇年崇陵开放后,众人见到光绪帝[②]的头发,虽时隔多年,却仍黑且长,认为与使用此方有关。虽然光绪去世时年仅 37 岁,正值壮年,头发乌黑也属正常,但考虑到他生前不算健壮,且久病之躯,头发能保养的如此之好,有此方之功也不一定。

---

① 叶赫那拉氏(1835 年 11 月 29 日~1908 年 11 月 15 日),一般根据其徽号简称为"慈禧""慈禧太后",又有"西太后""老佛爷"等称呼。中国晚清时期重要政治人物。咸丰帝的妃嫔,同治帝的生母。

② 爱新觉罗·载湉(1871 年 8 月 14 日~1908 年 11 月 14 日),清朝第十一位皇帝,清军入关后第九位皇帝,在位期间始终使用年号"光绪"。

治女人鬓秃再生绿云方

腊月猪脂_{二两}　生铁末_{一两}

先以醋泔清净洗秃处，以生布揩令大热，却用猪脂细研入生铁

末，煮沸二三度，敷之，即生。柏叶汤洗，亦妙。

❀ **方药简释**　1. **猪脂**：为猪科动物猪的脂肪油。有补虚、润燥、解毒之功，可治脏腑枯涩、大便不利、燥咳、皮肤皲裂。2. **生铁末**：即生铁落，为生铁煅至红赤，外层氧化时被锤落的铁屑。能镇心平肝、消痈解毒，治惊痫、癫狂、痈毒等。

❀ **主要成分**　金属元素铁（Fe），或煅制而成氧化铁。

❀ **用　　法**　①时序选择：腊月猪脂凝固性强，便于保存；②预处理：醋泔水（含醋酸与米糠多糖）可软化角质，侧柏叶汤（含槲皮苷）增强抗菌；③热力学应用：煮沸使铁屑纳米化，擦热头皮令毛孔舒张，提升透皮吸收率。

❀ **点评指导**　唐代《外台秘要》记载铁粉治脱发，现代激光生发仪亦利用铁基光敏剂。每根头发含 0.02% 铁元素，铁离子可激活毛乳头细胞中的转铁蛋白受体，促进毛囊生长。而猪脂中的油酸与皮脂成分相似，能修复受损的角质层砖墙结构，其封闭性使头皮湿度维持在最佳状态。此方暗合"以铁养血，以脂养形"的中医理论，与现代"毛囊营养灌注疗法"原理相通。

止发落方

桑白皮

剉碎，水煮，沐发即不落。

❀ **方药简释**　**桑白皮**：桑科植物桑的根皮。味甘，性寒，入肺经。具有泻肺平喘、利水消肿之功。用于肺热咳喘、面目浮肿、小便不利等症。

❀ **主要成分**　含桑根酮（≥ 1.2%）、桑皮素等黄酮类化合物；另含 α- 香树脂醇（约 0.5%）、东莨菪内酯、黏液质等。

❀ **用　　法**　剉碎能使水煮时有效成分溶出率得到有效提升。现代应用可先洗净头发，用药液浸泡头皮，水温控制在 38℃为宜。

❀ **点评指导**　有实验数据表明，桑根酮可阻断 TNF-α 炎症通路，减少毛囊周围淋巴细胞浸润；α- 香树脂醇抑制睾酮向 DHT 转化，与防脱药物非那雄胺作用靶点相同。宋代《太平圣惠方》用桑白皮配伍芝麻叶治脱发，而现代部分防脱洗发水产品亦添加桑白皮提取物。使用此类药液时建议现配现用，防止成分氧化。

脱发方

以猴姜浸水擦之

❀ **方药简释**　**猴姜**：即骨碎补。其性温味苦，能补肾强骨、活血续伤，用于肾虚腰痛，耳鸣耳聋[①]，跌扑闪挫[②]等。

❀ **主要成分**　骨碎补素（≥0.8%）及黄酮类化合物（总含量≥2.1%）、三萜类成分（熊果酸、齐墩果酸）、多糖等。

❀ **用　　法**　原方以猴姜浸水，现代改良后亦可鲜品捣汁或干品研粉，按约1∶10（g/ml）的比例冷水浸泡12小时，再用棉签蘸药液点涂脱发区，配合指腹按摩效果更佳。

❀ **点评指导**　唐代《仙授理伤续断秘方》用骨碎补浸酒外敷治外伤，现代研究也证实其提取物可一定程度上调毛囊VEGF（血管内皮生长因子）表达量。此外，骨碎补素能促进毛乳头细胞增殖，三萜类成分能使DHT（双氢睾酮）浓度降低，都可发挥一定作用。《福建中草药》记载鲜品配伍斑蝥浸酒外擦还可治斑秃，与此方原理相承。但需注意的是，鲜品汁液接触黏膜可能致敏，乙醇浸提液需避免日光暴晒以防成分氧化。

[①]《本草纲目》：治耳鸣肾虚，久泄痢。

[②]《开宝本草》：主破血止血，补伤折。

又方

以生姜浸油内，不时擦，即出。

❀ **方药简释**　生姜：姜科植物姜的新鲜根茎。内服可治外感风寒①、咳逆上气、呕吐等症；外用可借辛温发散之力，开腠理、通毛窍，促气血上荣于发，治疗脱发②等症。

❀ **主要成分**　姜辣素（≥1.5%）、姜烯、6-姜酚等。

❀ **用　　法**　本方言以生姜浸入油中，应是浸入胡麻油③中。至于擦药的手法，可参考《诸病源候论》，每日晨昏以油剂逆发流方向按摩百会、四神聪等穴，力度"如蚁行皮肤"，持续百息。

❀ **点评指导**　《黄帝内经》有"宗气上走毛窍，其华在发"之说，生姜辛温助卫气升发，油剂润养"血之余"。唐容川《血证论》云："血瘀于皮里，发失濡养则脱落"，姜之辛散正合"通因通用"之法。《普济方》载："生姜二两，柏叶三握，油浸沐头，治血虚发落"；《医学入门》载："擦姜令热，引火归元，尤适虚寒脱发"；《外台秘要》录"生发膏"即以生姜配伍附子、蔓荆子，浸酒外涂"治发落不生"，皆与此方理法相契。

---

① 《神农本草经》：通神明，归五脏，除风邪寒热。
② 《本草备要》：姜汁擦发，能生毛发。
③ 《食疗本草》：胡麻油生毛发。

香奁闰色 古代女子美容保健指南

治妇人蒜发方

干柿子<small>大者五个，滚煎茅香汤煮，令萉</small>　枸杞子<small>酒浸，焙干碾细</small>

上件，合和捣研为末，丸如梧桐子大。每日空心及夜卧时煎茅香汤，下五十丸，神妙。

❀ **方药简释** 1.**干柿子**：柿树科植物柿的果实干品。能滋阴血、润心肺、消宿血，可治血淋、润声喉。2.**枸杞子**：茄科植物枸杞的果实，酒浸可增其补肝肾、益精血之功。3.**茅香汤**：即茅香煎汤，具升清降浊、通窍荣发之效。

❀ **主要成分** 干柿子含鞣质、柿多糖等；枸杞子含枸杞多糖、甜菜碱等；茅香含香豆素、桉叶素等。

❀ **用　　法** 取干柿子用茅香汤煮沸至软烂，枸杞子酒浸①，炼蜜为丸，用茅香汤送服，借升发之性引药上行。

❀ **点评指导**《诸病源候论》云："血气虚则肾气弱，肾气弱则骨髓枯竭，故发白"。此方以柿子滋阴血、枸杞补肝肾，暗合"乙癸同源"之理，宜阴虚血燥之蒜发；《医宗必读》亦有"枸杞丸"专治须发早白。然柿子含鞣酸，胃寒者宜饭后服，多食易致胃结石；茅香汤当日煎煮，久置则失其升发之性。

---

① 《雷公炮炙论》：酒浸通络。

除头上白屑方

侧柏叶三片　胡桃七个　诃子五个　消梨一个

上，同捣烂，用井花水浸片时，搽头，永不生屑。

❀ **方药简释**　**1. 侧柏叶**：柏科植物的枝梢及叶。有凉血止血、化痰止咳、生发乌发之功，可治多种出血证及血热脱发。**2. 胡桃**：胡桃科植物胡桃的种子，即核桃仁。有补肾、温肺、润肠之功，善治虚寒喘嗽。**3. 诃子**：为使君子科诃子的果实。涩肠止泻、敛肺止咳、降火利咽，治久泻久痢、便血脱肛、肺虚喘咳、久嗽不止、咽痛音哑。**4. 消梨**：为蔷薇科梨属鲜果。《食疗本草》载其"润燥，解热毒"，有润肺止咳、滋阴清热的作用。**5. 井花水**：即清晨初汲之井水，古人取其清凉之性，常用来煎煮治疗火热之证的药物，《本草纲目》谓其"疗病利人，功极广博"。

❀ **主要成分**　侧柏叶含槲皮苷、挥发油（侧柏烯 ≥ 15%）等；胡桃青皮含胡桃醌等；诃子含鞣质、诃子酸等；消梨含苹果酸、多糖等。

❀ **用　　法**　侧柏叶取鲜嫩枝叶[①]，与去壳胡桃、去核诃子、带皮消梨共捣如泥。井花水浸泡[②]，析出脂溶性成分。滤

---

① 《炮炙大法》载侧柏叶生用清热，炒炭止血。

② 仿《雷公炮炙论》"冷浸法"。

香色闺色　古代女子美容保健指南

汁后以棉团蘸药液逆毛流方向轻擦头皮。

✿ **点评指导** 头上白屑即头皮屑，除个人卫生习惯等生理原因外，导致头皮屑增多的病因有多种，以方测证可知，本方所治应为素体血燥，复感风热，肌肤失养，故见头皮屑增多。此方以侧柏叶凉血、诃子敛湿、胡桃润燥、消梨濡津，共成"清－敛－润－濡"四法。按《普济方》所载，用侧柏叶配伍桑白皮、皂角可治头屑；《医宗金鉴》亦以诃子浸酒外擦治"白屑痒疹"，此二方可供互参。另，现代研究证实，侧柏烯可抑制真菌 β- 葡聚糖合成①，诃子酸能下调 IL-17 水平从而阻滞炎症通路②，胡桃醌可减少角质细胞过度增殖③，以上资料或可对本方的实用价值佐证一二。结合其他资料，实际应用时还可根据个体情况酌情加减，如对油性头皮者，可掺入少量明矾粉（参考《本草蒙筌》收湿方）；对干性头皮者，可兑入少量山茶油（参考《岭南采药录》之法）。当然，笔者此处仅根据相关文献进行推测探讨，目前尚无实际应用本方的临床案例，建议有治疗需求的读者及时就医，谨遵医嘱，切勿自行尝试，以免贻误病情。

① 王丽，赵刚. 侧柏叶挥发油抗马拉色菌活性研究［J］. 中国皮肤性病学杂志，2021，35（4）：401-406.
② 李明，周晓霞. 诃子酸对头皮炎症信号通路的影响［J］. 中华中医药杂志，2022，37（2）：890-895.
③ 陈志强，刘洋. 胡桃醌调节头皮角质形成细胞增殖的实验观察［J］. 中草药，2020，51（9）：2345-2350.

洗发香润方

白芷三钱　甘松三钱　山柰三钱　苓香草三钱

上，共煎水洗发，每月三次，好。

❀ **方药简释**　1. 白芷：外用长肌肤、润颜色，可止痒除垢。2. 甘松：《本草拾遗》谓"去黑皮，令人香肌"，其气芳香，善理气郁。3. 山柰：可祛湿浊，《本草纲目》称"暖中辟瘴，治头面风"。4. 苓香草：即零陵香①。上四味香方常用。

❀ **主要成分**　白芷含欧前胡素、异欧前胡素等；甘松含缬草酮、甘松新酮等；山柰含山柰酚、龙脑等；零陵香含香豆素、苯乙醇苷等。

❀ **用　法**　方中四味药按量加水煎煮，滤取药液。洗发时可先以药液浸透发根，再以指腹按摩头皮，约10分钟后冲净。

❀ **点评指导**　《黄帝内经》云："阳明脉衰，发始堕"。此方以白芷为君通阳明经，可谓得当。另以甘松疏肝郁、山柰祛湿浊、零陵香透毛窍，虽非内服之方，亦含理法。如《外台秘要》录"香发方"用白芷配伍藁本沐发，《香乘》载零陵香配伍茅香制发油。如欲发更香，煎药时可加入茉莉花②，或晾干药渣制成香囊置于枕边。药渣可复煎1次，但香气减半。

---

① 《开宝本草》：去臭恶气，令体香。

② 仿《遵生八笺》香发法。

洗头方散

白芷　川芎　百药煎　五倍子　甘松　薄荷　草乌
藿香　茅香各等分

共为末，干掺擦头，三五日篦之；或为丸，吊在身
或头上，皆香。

❀ **方药简释**　1. **白芷**：伞形科植物白芷或杭白芷的干燥根。内服散风除湿、通窍止痛、消肿排脓，可治感冒头痛、眉棱骨痛、鼻塞、鼻渊、牙痛、白带、疮疡肿痛；外用长肌肤、润颜色，可止痒除垢。2. **川芎**：伞形科植物川芎的干燥根茎。能活血行气，祛风止痛，为"血中之气药"，可治头痛、痛经、癥瘕腹痛、胸痹心痛等多种气滞血瘀证所致之痛症。3. **百药煎**：实为五倍子和茶叶的发酵品，《医学入门》谓其能"乌须发，解热毒"。4. **五倍子**[①]：漆树科植物盐肤木、青麸杨或红麸杨叶上的虫瘿，主要由五倍子蚜寄生而形成。有敛肺降火、涩肠止泻、敛汗、止血、收湿敛疮之功，用于肺虚久咳、肺热痰嗽、久泻久痢、自汗盗汗、消渴、便血痔血、外伤出血、痈肿疮毒、皮肤湿烂。5. **甘松**[②]：败酱科植物甘松的干燥根及根茎。内服理气止痛、开郁醒脾，用于脘腹胀满、食欲不振、呕吐；

---

① 《本草图经》：染须发，去垢腻。
② 《本草拾遗》：去黑皮，令人香肌。

外用祛湿消肿，治牙痛、脚气肿毒。**6. 薄荷**：唇形科植物薄荷的干燥地上部分。能疏散风热、清利头目、利咽、透疹、疏肝行气，用于风热感冒、风温初起、头痛、目赤、喉痹、口疮、风疹、麻疹、胸胁胀闷。**7. 草乌**：毛茛科植物北乌头的干燥块根。可祛风除湿、温经止痛，用于风寒湿痹、关节疼痛、心腹冷痛、寒疝作痛及麻醉止痛。**8. 藿香**①：唇形科植物广藿香的干燥地上部分。能芳香化浊、和中止呕、发表解暑，用于湿浊中阻、脘痞呕吐、暑湿表证、湿温初起、发热倦怠、胸闷不舒、寒湿闭暑、腹痛吐泻、鼻渊头痛。**9. 茅香**：可祛风通络、利湿解毒，主治风湿痹痛、皮肤湿疮。

❀ **主要成分** 白芷含欧前胡素等，川芎含川芎嗪等，五倍子含鞣酸等，百药煎含没食子酸等，甘松含缬草酮等，茅香含香豆素等，薄荷含薄荷脑等。

❀ **用 法** 本方中草乌有大毒，需炮制，按现行版《中国药典》，需甘草水浸透，煮至内无白心方可。方中诸药制成粉末并混合，每3~5日用篦梳擦涂，或制香丸佩于头上或身上。

❀ **点评指导** 《证治准绳》云："头为清阳之府，浊瘀滞则发垢。"此方以川芎行血、五倍子敛浊、薄荷透窍、茅香升清，而《卫生易简方》中亦有以草乌合薄荷外擦治头风的记录，配伍逻辑相通。需要注意的是，草乌炮制不彻底可致皮肤麻木，头皮或接触的皮肤有破损者禁用，孕妇忌用。

香奁闲色
古代女子美容保健指南

20

洗头方

胡饼　菖蒲　槵^①子皮　皂角

上，同槌碎，浆水调团如球子大，每用炮汤洗头，去风，清头目。

❀ **方药简释**　**1. 胡饼**：小麦粉烤制而成的饼。《本草纲目》称其"润肌肤，和血脉"，主治虚劳羸瘦、脾胃不和。古籍中外用记载较少，本方概取其黏合赋形之效。**2. 菖蒲**：天南星科植物石菖蒲的干燥根茎。有开窍豁痰、醒神益智、化湿开胃之功，主治神昏癫痫、健忘失眠、耳鸣耳聋、脘痞不饥、噤口下痢。**3. 槵子皮**：或指无患子的果皮或树皮，因《本草纲目》有云："无患子皮，味苦、微辛，性凉。能祛风热、杀虫，洗面去黯^②。"**4. 皂角**：豆科植物皂荚的干燥成熟果实。可祛痰开窍、散结消肿，内治中风口噤、昏迷不醒、癫痫痰盛、关窍不通、喉痹痰阻、顽痰喘咳、咳痰不爽、大便燥结；外治痈肿。

❀ **主要成分**　菖蒲含 β- 细辛醚、甲基丁香酚等，皂角含皂苷类等成分，槵子皮含皂苷类、黄酮类化学成分，浆水（米浆发酵液）含乳酸、淀粉酶等。

❀ **用　　法**　本方用量虽未言明，但四药等份混合庶几

---

① 日本藏江户写本中原为"栀子皮"，校为"槵子皮"，本书依校后整理。

② 黯：黑斑。

无误，加浆水揉团，阴干成球状，用时取 1 球，沸水煮，冷却后洗头。

✤ **点评指导**　本方称可祛头风、清头目，根据《诸病源候论》所述头风病机，应是"体虚阳脉为风所乘也"，故此方以菖蒲、皂角开窍醒神，又用无患子皮祛风，且皂角与无患子皮皆含皂苷类成分，是天然的清洁剂，最后再以胡饼和丸，既有清洁头发之效，又奏清利头目之功。《普济方》录"洗头风屑方"也用皂角配侧柏叶沐发，《外台秘要》载菖蒲叶煎汤沐发可"去头风"，可见在清洁和去头风这两件事上，古人还是有一定共识的。现代研究也发现，β-细辛醚可抑制神经源性炎症（通过下调 IL-6 发挥作用），并抑制马拉色菌活性[1]；皂苷表面活性指数较高，也意味着去污力较强，还可乳化头皮脂质[2]；至于浆水，民间一直有用淘米水洗头来养护头发的习俗。需要注意的是，皂角液有一定刺激性，洗发时应避免入眼；过敏性体质建议先耳后测试再使用。

①　张伟，李晓红. 石菖蒲挥发油抗头皮致病真菌研究 [J]. 中国中药杂志，2020，45（6）：1420-1425.

②　陈敏，黄伟. 皂角提取物表面活性及去污效能评价 [J]. 日用化学工业，2021，51（3）：212-218.

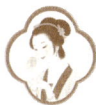

干洗头去垢方

藁本　白芷各等分

上，为末，夜擦头上，次早梳，自去。

❀ **方药简释**　1.**藁本**①：伞形科植物藁本或辽藁本的干燥根茎和根。有祛风、散寒、除湿、止痛之功，用于风寒感冒，巅顶疼痛，风湿痹痛。2.**白芷**：伞形科植物白芷或杭白芷的干燥根。外用长肌肤、润颜色，可止痒除垢。详见前文。

❀ **主要成分**　藁本含阿魏酸、藁本内酯等；白芷含欧前胡素等。

❀ **用　法**　藁本、白芷共研细末，睡前取适量药粉均匀撒于发根，次日清晨梳顺发流，残留药粉自然脱落。

❀ **点评指导**　本方以藁本祛头风、白芷除湿浊，共奏"风去垢除"之效。藁本善达巅顶，白芷专走阳明，契合"风药升清，浊阴自降"之理。《御药院方》"干洗头药"以藁本配甘松去油垢，《医方类聚》载白芷散"夜涂晨梳，发润不腻"，与此方异曲同工。近年来市售有干法免洗喷雾，可能类似，由此亦可见古人之时髦。

---

① 《本草图经》载"藁本煎汤沐头，去垢生光"；《普济方》称"藁本散擦头，去风屑如神"。

醒头方

王不留行　板柏叶　贯众　甘松　薄荷　芎䓖

上，为细末，掺之。

❀ **方药简释**　1. **王不留行**：石竹科植物麦蓝菜的成熟种子。能活血通经、下乳消肿，主治经闭痛经、乳汁不下、痈肿疮毒。外用可生发[①]。2. **板柏叶**：即侧柏叶。3. **贯众**：多指绵马贯众，为鳞毛蕨科植物两色鳞毛蕨的根茎。可清热解毒、驱虫，用于风热感冒、虫积腹痛等；外用治头风[②]。4. **甘松**：《本草拾遗》谓"甘松香肌去垢，外治头风。5. **薄荷**：《本草新编》载"薄荷叶掺发，透毛窍，散郁火。6. **芎䓖**：即川芎。

❀ **主要成分**　王不留行含黄酮苷，侧柏叶含槲皮苷，贯众含间苯三酚类成分，甘松含缬草酮，薄荷含薄荷脑，川芎含川芎嗪。

❀ **用　　法**　方中诸药研末混匀。取适量药粉撒于发根。

❀ **点评指导**　《外科正宗》云："血瘀风燥则发落屑生。"本方以川芎活血、王不留行通窍、侧柏叶凉血、贯众解毒，契合"血行风自灭"之理。

---

① 《本草纲目》：王不留行，其性走而不守，外用可通毛窍；《日华子本草》：掺头治风屑，令发密。

② 《岭南采药录》：贯众烧灰掺头，治头风白屑。

醒头香

白芷　零陵香　滑石　甘松　荆芥　防风　川芎
木樨

上，为细末，掺在发上，略停片时，梳篦为妙。此
药去风，清头目，亦能令人香。

❀ **方药简释**　**1. 滑石：**内服外用皆可，有利尿通淋、清热
解暑、祛湿敛疮之功，用于淋证、暑湿及痱子。**2. 荆芥：**唇形科
植物荆芥的干燥地上部分。有解表散风、透疹、消疮之功，用于
感冒、风疹、疮疡初起。**3. 防风：**伞形科植物防风的干燥根。可
祛风解表、胜湿止痛、止痉，用于感冒头痛、风湿痹痛、风疹瘙
痒。**4. 木樨：**木犀科植物桂花的别名。能温肺化饮，散寒止痛，
主治脘腹冷痛、寒疝腹痛、牙痛等。

❀ **主要成分**　白芷含欧前胡素、异欧前胡素等；零陵香
含香豆素、苯乙醇苷等；滑石主含硅酸镁；甘松含缬草酮等；
荆芥含薄荷酮等。

❀ **用　　法**　诸药研粉撒于发根，片刻后梳篦。

❀ **点评指导**　此方以荆芥、防风祛头风，川芎活血，滑石
去垢吸脂[①]，零陵香、白芷、木樨香窜上行，引药达巅顶。《普济
方》载荆芥、防风合川芎治"头风垢腻"，配伍逻辑相通。

---

　　① 《本草衍义》：滑石粉掺头，去垢吸脂，爽发如丝。

桂花香油

桂花初开者，二两　香油一斤

浸有嘴磁^①瓶中，油纸密包，滚汤锅内煮半晌，取起固封，每日从嘴中泻出搽发，久而愈香，少勾黄蜡，入油胭脂亦妙。

❀ **方药简释**　1. **桂花**：能温肺化饮、散寒止痛，主治脘腹冷痛、寒疝腹痛、牙痛等。2. **香油**：有润燥通便、解毒生肌之功，主治肠燥便秘、疮疡不敛。3. **黄蜡**^②：能收涩敛疮、生肌止痛，可治疮疡溃烂、皮肤皲裂。

❀ **主要成分**　桂花含芳樟醇、紫罗兰酮等；香油含油酸、维生素 E 等；黄蜡含棕榈酸蜂花酯等。

❀ **用　　法**　桂花与香油按 1∶8 浸入磁瓶，油纸密封，隔水煮半日，每日取用搽发；加入适量黄蜡或油胭脂亦可。

❀ **点评指导**　《鲁府禁方》"香发木樨油"制法与本方类同，或可互参。此外，方中所含芳樟醇能抑制头皮金黄色葡萄球菌，油酸能修复毛小皮鳞片，均对头发有一定养护作用。但黄蜡过量易致发硬，建议添加量小于 5%；磁瓶保存需避光防氧化，开封后最好冷藏保存。

----

① 磁：同"瓷"字。

② 《本草纲目》：黄蜡合油膏，可固香润肤，久贮不坏。

茉莉香油又名罗衾夜夜香

茉莉花新开者，二两

香油浸，收制法与桂花油同，不蒸亦可，但不如桂花香久。

❀ **方药简释**　茉莉花：木犀科植物茉莉的花。具有行气止痛、温中和胃、消肿解毒等功效；因气味芳香，亦可用来香发①、香肤、芳香衣物。

❀ **主要成分**　茉莉酮、多酚类、氨基酸、皂苷、生物碱等。

❀ **用　　法**　与"桂花香油"相似。取新开的茉莉花与香油按 1∶8 浸入磁瓶，油纸密封，隔水煮半日，每日取用搽发。不蒸亦可以，但不如桂花香油留香时间长。

❀ **点评指导**　李煜曾作《浪淘沙》词，有"罗衾不耐五更寒"之句，古人以茉莉香油浸染衾枕，取其"香透罗衾"之妙。《香乘》亦称"茉莉香油，夜枕衾间留香，故名'罗衾夜夜香'"。此方将风雅融入药香，堪称"发间风月"。从功用而言，茉莉花性温，善疏肝郁，正所谓木郁达之，现代研究也显示，茉莉酮可降低头皮皮质醇水平，缓解压力性脱发。

---

①《本草纲目拾遗》：茉莉花蒸油，香能透骨，沐发七日不散。

百合香油

冰片一钱　茉莉一两　檀香二两　零陵香五钱　丁香三钱
香油二斤

制法同前。冰片待蒸后方下，一搽经月犹香。

❀ **方药简释**　**1. 冰片**[①]：有开窍醒神、清热止痛之功，主治热病神昏、惊痫痰迷、咽喉肿痛等。**2. 檀香**：檀香科植物檀香的心材。有行气止痛、散寒调中之功，主治胸膈胀满、心腹冷痛等。**3. 丁香**：桃金娘科植物丁香的花蕾。有温中降逆、补肾助阳之功，主治脾胃虚寒、呃逆呕吐等。

❀ **主要成分**　冰片含右旋龙脑；檀香含 α-檀香醇；丁香含丁香酚；茉莉含茉莉酮酸甲酯。

❀ **用　　法**　除冰片后入外，其余药物炮制方法同前例。

❀ **点评指导**　方名"百合"非指百合花，乃取"百香融合"之意。既为百香，则需有君臣主次，方不致杂乱无章。方中檀香定香安神，如《香乘》中"檀为香中尊者，能统众香"，可为君药；茉莉、零陵香增清透之韵，可为臣药；丁香温中化浊，冰片引药透肤，暗合"以温济凉，以透助敛"，可为佐药；香油润养，黄蜡固形，香脂一体，发肤同泽，可为使药。此方安排得当，但因方中有冰片，故孕妇慎用。

---

①　又名"龙脑"，《本草纲目》载："香通诸窍，散郁火。"

搽头竹油方

每香油一斤，枣枝一根，锉碎，新竹片一根，截作小片，不拘多少，用荷叶四两入油同煎，至一半，去前物，加百药煎四两与油。再熬，入香物一二味，依法搽之。

❧ **方药简释**　1.**枣枝**[①]：即枣树枝条，能行气活血、祛风止痒，主治关节痹痛、皮肤瘙痒等。2.**新竹片**[②]：有清热化痰、除烦止呕之功，主治痰热咳嗽、心烦失眠等。3.**荷叶**[③]：能清热解暑、升发清阳，主治暑热烦渴、脾虚泄泻。4.**香物**：即零陵香、甘松之类。

❧ **主要成分**　香油含油酸、亚油酸；枣枝含黄酮类、皂苷类成分；新竹片含竹黄酮、多糖等；荷叶含荷叶碱、槲皮素。

❧ **用　　法**　枣枝锉碎，竹片截薄片，荷叶撕块，与香油同煎，文火熬至油量减半，滤渣留油，入百药煎，继续熬制，加一二味芳香药，冷却后贮于瓷罐，每日取用。

❧ **点评指导**　宋代文人以竹油搽发，喻"竹节凌云，发亦昂然"，苏轼《赠岭上老人》诗"竹油润发似春泉"即指此

---

① 《本草图经》：枣枝煎汤沐头，去垢生发。

② 《本草拾遗》：鲜竹片煎油，清头目热毒。

③ 《滇南本草》：荷叶煎汤沐发，去油腻，散头风。

方。明清女子又以竹油梳发占卜，油滴入水成珠者视为吉兆。从医学角度来讲，用竹片煎油亦有其根据，《本草衍义》云："竹与油合，得东方生发之气"。本方除用竹油外，更取枣枝、荷叶、百药煎等，现代研究显示竹黄酮可增强毛囊抗氧化酶活性[1]，枣枝黄酮与荷叶碱联用，能抑制马拉色菌活性[2]，竹片多糖形成微囊结构，能使香气缓慢释放[3]，延长留香时间。使用时需注意，百药煎含鞣酸，接触破损头皮可能导致刺痛，有皮肤破损者应避免使用。此外，竹油需避光保存，久置易氧化酸败。

① 李明，周晓霞. 竹黄酮抗炎机制及护发应用［J］. 中草药. 2022，53（2）：456-461.

② 王丽，赵刚. 荷叶碱调节头皮脂质代谢的实验观察［J］. 中国实验方剂学杂志. 2019，25（7）：89-95.

③ 刘洋，陈敏. 竹多糖微囊化香气缓释技术研究［J］. 香料香精化妆品. 2021（4）：23-28.

黑发麝香油方

香油二斤　柏油二两，另放　诃子皮一两半　没食子六个
百药煎三两　五倍子五钱　酸榴皮五钱　真胆矾一钱
猪胆二个，另放　旱莲台五钱，诸处有之，叶生一二尺高，小花
如狗菊，折断有黑汁出，又名胡孙头

上件，为粗末，先将香油锅内熬数沸，然后将药下
入油内，同熬少时，倾出油入罐子内盛贮，微温，
入柏油搅，渐冷；入猪胆又搅，令极冷。

入后药：

零陵香　藿香叶　香白芷　甘松各三钱　麝香一钱

上，再搅匀，用厚纸封罐子口，每日早、午、晚四
时各搅一次，仍封之。如此十日后，先晚洗头发净，
次早发干搽之，不待数日，其发黑绀光泽、香滑，
永不染尘垢，更不须再洗，用后自见发黄者即黑。

❀ **方药简释**　1. 柏油：能凉血止血、生发乌发，主治血
热脱发、须发早白。2. 诃子皮：能涩肠止泻、敛肺止咳，主
治久泻久痢、肺虚喘咳。《海药本草》载："诃子皮煎油，染
发如墨。"3. 没食子：能固气涩精、敛疮止血，主治遗精滑
泄、疮疡不敛。《本草衍义》称："没食子合五倍子，乌须发最
效。"4. 酸榴皮：有涩肠止泻、止血、驱虫之功，用于久泻、
久痢、便血、脱肛、崩漏、白带、虫积腹痛。5. 胆矾：具有催

吐、祛腐、解毒之功，主治风痰壅塞、喉痹、癫痫、牙疳等。

6. 猪胆：味苦，性寒。有清热、润燥、解毒之功，主治热病里热燥渴、便秘、黄疸、百日咳、痈肿疔疮等。**7. 旱莲台（墨旱莲）**：滋补肝肾、凉血止血。主治肝肾阴虚、须发早白。《滇南本草》载："旱莲草汁搽发，黑如鸦羽"。**8. 麝香**：能开窍醒神，活血通经，主治热病神昏、经闭癥瘕（孕妇禁用）。《香乘》称曰：麝香引诸药透发根，香彻肌骨。"

❀ **主要成分**　诃子皮含鞣酸、没食子酸；墨旱莲含旱莲苷、鞣质；麝香含麝香酮；酸榴皮含石榴皮碱等。

❀ **用　　法**　1. **初煎阶段**：诃子皮、没食子、五倍子等粗末入香油，文火熬至油面起细泡，滤渣留油，放至微温。依次加柏油、猪胆汁，搅拌至冷却。2. **冷凝阶段**：加入零陵香、藿香、麝香等细末，搅匀，罐口密封；此后每日早午晚四时各搅拌一次，继续密封；按此法反复十余日后方可使用。用前一晚先洗净头发，次日一早发干时搽抹即可。

❀ **点评指导**　此方以柏油凉血，治血热脱发、须发早白有功；以墨旱莲滋补肝肾，合乎"肾其华在发"之理；再以五倍子、没食子敛涩固色，可与《本草纲目》"鞣染法"互参；更以麝香为引，如舟楫载药上行，透皮入络。炮制上分段控温，初煎高温提取鞣质，后期低温保香。同时用猪胆酸与油脂形成微乳，提升渗透效率。因方中含麝香故，孕妇禁用。油膏需避光冷藏。

生香长发油

乱发洗净，五两　花椒五钱　零陵香二两　菊花一两

用香油一斤煎乱发令焦，研细如膏；再加香油一斤，同浸菊花等药，大能生发，黑而且长。

❀ **方药简释**　1.乱发：即血余。能消瘀、止血，主治吐血、鼻衄、齿龈出血、血痢、血淋、崩漏等；兼能利尿，主治小便不利或癃闭等。2.花椒[①]：能温中止痛、杀虫止痒，主治脘腹冷痛、虫积腹痛。3.菊花[②]：菊科植物菊的头状花序。能散风清热、平肝明目，主治风热感冒、目赤肿痛。

❀ **主要成分**　乱发含角蛋白、胱氨酸；花椒含花椒素、柠檬烯；菊花含绿原酸、木犀草苷；零陵香含香豆素类成分。

❀ **用　　法**　乱发洗净晾干，香油煎至焦黄，滤渣研膏。再取适量香油，加菊花、花椒、零陵香，浸渍后滤取香药油。

❀ **点评指导**　乱发中角蛋白与毛发同源，取"同气相求"之理，《证治准绳》云："风动则发落"，故用花椒祛头风，菊花清肝热，共奏"风去发荣"之效。

[①] 《本草经集注》：花椒油搽头，去风屑，生毛发。

[②] 《御药院方》：菊花煎油沐发，去油腻，清头风。

金主绿云油方

蔓荆子　没食子　诃子肉　踯躅花　白芷　沉香
附子　卷柏覆盆子　生地黄　苓香草　莲子草　芒硝
丁皮　防风

上件，等分，洗净晒干，细锉，炒黑色，以绵纸袋
盛入罐内。每用药三钱，香油半斤浸药，厚纸封七
日。每遇梳头，净手蘸油摩顶心令热，后发窍，不
十日秃者生发，赤者亦黑。妇人用，不秃者发黑如
漆；若已秃者，旬日即生发。

❀**方药简释**　1.**蔓荆子**[①]：疏散风热、清利头目，主治风
热感冒、目赤肿痛、目暗不明等。2.**踯躅花**：祛风除湿、散瘀
止痛，主治风湿痹痛、跌打损伤。3.**沉香**：瑞香科植物白木香
含有树脂的木材。能行气止痛、温中止呕，主治胸腹胀痛、胃
寒呕吐。4.**附子**：有毒力竣猛，能回阳救逆、补火助阳，主
治亡阳虚脱、肾阳虚衰。5.**卷柏**：卷柏科植物卷柏或垫状卷柏
的全草。能活血通经，主治经闭痛经、癥瘕痞块。6.**覆盆子**：
蔷薇科植物华东覆盆子的果实。有益肾固精、养肝明目之功，
主治遗精滑精、目暗昏花。7.**生地黄**：玄参科植物地黄的块
根。能清热凉血、养阴生津，主治热入营血、阴虚内热。8.**莲**

---

　　① 《本草衍义》：蔓荆子油浸搽顶，去头风，生毛发。

子草：滋补肝肾、凉血止血，主治须发早白、阴虚血热。9. **芒硝**：泻下通便、润燥软坚，主治实热积滞、大便燥结。10. **丁皮**：温中散寒、理气止痛，主治脘腹冷痛、呃逆呕吐。

❀ **主要成分** 蔓荆子含有萜类、黄酮类、木脂素类、酚酸类、甾类、蒽醌类等化学成分；踯躅花含闹羊花毒素；沉香含沉香四醇；附子含乌头碱等。

❀ **用 法** 附子需炮制去毒，踯躅花酒蒸减毒，诸药炒至炭黑存性，药末入绵袋，用时取适量药末浸入香油中，封存七日。梳头时，以手蘸油，先按摩头顶至头皮微热，再按摩脱发处毛孔。

❀ **点评指导** 金代《宣明方》载此方为"金主秘藏"，完颜亮曾赐予宠妃，称"绿云油一搽，青丝覆额如云"，故得名。方中药物多为有毒之品，如附子、踯躅花等，其微量毒性成分可能刺激毛囊从休眠期转入生长期（类似现代米诺地尔作用），大抵属于中医学以毒攻滞的范畴；又用芒硝清燥热，沉香引阳气，可谓水火相交，万物生焉。但有毒之品过多，读者万勿自行使用，必须遵医嘱方可尝试。尤其方中附子、踯躅花有通经之险，孕妇禁用。此外，"头为诸阳之会"，搽油当护阳气，故而使用后应避风寒。

倒梳油方

鸡头子皮　柿皮　胡桃皮　石榴皮　百药煎　马矢即
马粪　五倍子以上同浸油

上，等分为末，瓷合贮，埋马矢中七七日，入金丝
矾少许，以猪胆包指蘸捻之。

❀ **方药简释**　1.鸡头子：即芡实①。睡莲科植物芡的成熟种
仁。能益肾固精、补脾止泻，主治遗精滑精、脾虚久泻。2.**柿
皮**：清热凉血、降逆止呕，主治血热吐衄、呃逆不止。3.**胡桃
皮**：收敛止痒、染发乌须，主治疥癣瘙痒、须发早白。4.**石榴
皮**：涩肠止泻、止血驱虫，主治久泻久痢、崩漏带下。5.**金丝
矾**②：解毒燥湿、杀虫补血，主治疮毒疥癣、缺铁性贫血。

❀ **主要成分**　芡实含有多酚类、黄酮类、甾醇类等成分。
石榴皮含鞣酸、没食子酸；胡桃皮含胡桃醌、黄酮类；金丝矾
主含硫酸亚铁；马粪含高温放线菌。

❀ **用　　法**　药物取等分碾末，瓷器贮藏，埋在马粪中
七七四十九天，再加少许金丝矾，用猪胆包裹手指蘸取使用。

❀ **点评指导**　敦煌写本 P.3930 载类似"马矢煨药"
法，或为唐代西域传入的生发秘术，其临床效果笔者未见实证。

---

① 《本草图经》：芡实皮煎油搽头，固发根，止脱发。
② 《本草衍义》：金丝矾入油，去垢敛脂，发黑如缎。

香奁闰色
古代女子美容保健指南

掠头油水方

甘松　青黛　诃子　零陵香　白及

上，为细末，绢袋盛浸油，或浸水用，亦妙。

❀ **方药简释**　**1. 青黛**：爵床科植物马蓝、蓼科植物蓼蓝或十字花科植物菘蓝的叶或茎叶经加工制得的粉末、团块或颗粒[①]。有清热泻火、凉血解毒之功，主治温毒发斑、血热吐衄、口疮喉痹等症。外用去热毒，治头疮白屑。**2. 白及**：兰科植物白及的块茎。能收敛止血、消肿生肌，主治咯血吐血、外伤出血、疮疡肿毒、皮肤皲裂、肺结核咳血、溃疡病出血。

❀ **主要成分**　青黛含靛玉红、靛蓝；白及含白及多糖、联苄类化合物；诃子含鞣酸、诃子酸；零陵香含香豆素类成分。

❀ **用　　法**　药末入绢袋，浸入香油或水中，密封备用。

❀ **点评指导**　《外科正宗》云："热毒清则发根固"。青黛清血热，诃子敛毛窍，一清一敛间平衡头皮微环境。零陵香携药性透达发根，甘松疏解郁结（《本草汇言》"香药通络，如春风拂柳"）。莫高窟遗书《头风方》载"青黛、白及浸油，治头风落发"，与此方异曲同工。

[①]　青黛：古代常被作为颜料用于印染布匹、画眉等。《荀子·劝学》云："青，取之于蓝，而青于蓝"，其本义正是指青色从蓝草中提取的过程。

浸油治头风并脱发

柏子仁半斤　白芷　朴硝各半两　诃子十个,炮　零陵香
紫草　香附子各一两
上，为粗末，香油一斤，生铁器盛，逐日用之。

❀ **方药简释**　1. **柏子仁**[①]：柏科植物侧柏的成熟种仁。能
养心安神、润肠通便，主治虚烦失眠、心悸怔忡、肠燥便秘。
2. **朴硝**[②]：泻下通便、润燥软坚，主治实热积滞、大便燥结。
3. **紫草**：紫草科植物新疆紫草或内蒙紫草的根。能清热凉血、
活血解毒、透疹消斑，主治血热毒盛、斑疹紫黑、麻疹不透。
4. **香附子**：又称香附，有疏肝解郁、理气宽中之功，主治肝郁
气滞、胸胁胀痛。

❀ **主要成分**　柏子仁含柏子仁油、β- 谷甾醇；香附含香
附酮、α- 香附烯；紫草含紫草素；朴硝主含硫酸钠。

❀ **用　　法**　诸药粗末入生铁罐（《雷公炮炙论》"铁器
盛药，取金气生发"），香油浸没，密封备用。

❀ **点评指导**　此方又载于明代《道藏·摄生众妙方》，原
为全真派道人护发秘术，称"铁罐柏油，百日还青"。陆游

---

① 《日华子本草》：柏子仁油搽头，养心血以荣发，久用发黑不白。
② 朴硝：即芒硝制品。

《剑南诗稿》"柏油搽鬓学少年"亦类此方。贮藏用生铁罐，盖因蓄热后温差可促药物成分梯度释放，且方中紫草素遇铁离子生成紫红色络合物，兼具染色与抗炎双重功效。

治女人病后眉毛不生方

乌麻花七月取

阴干为末，用生乌麻油敷之，即生。

❀ **方药简释**　乌麻花：胡麻科植物脂麻的花。祛风、活血、生发 [1][2]，主治风病肢体麻木、遍身瘙痒、妇女经闭。

❀ **主要成分**　乌麻花含木犀草素、芝麻素；生乌麻油含油酸、亚油酸。

❀ **用　　法**　乌麻花阴干，捣为细末，用生乌麻油调膏备用。

❀ **点评指导**　李清照《丑奴儿》词中有"晚来一阵风兼雨，试画乌麻纤月眉"之句，莫高窟出土文书 P.2882 亦载有"麻花膏画眉"，以乌麻画眉或是古人风尚。方中用乌麻花，也许是取"花属少阳，眉为肝木"之象（《医宗金鉴》），借盛开之麻花激发肝气。

香金
闺色
古代女子美容保健指南

40

---

① 《食疗本草》：乌麻花阴干为末，油调涂眉，生毛发。

② 《本草纲目》：麻花祛风活血，疗妇人血枯眉落。

面

部

杨妃令面上生光方

蜜陀僧如金色者，一两

上，研绝细，用乳或蜜调如薄糊，每夜略蒸带热敷面，次早洗去。半月之后面如玉镜生光，兼治渣鼻。唐宫中第一方也，出《天宝遗事》。

❀ **方药简释** **蜜陀僧（密陀僧）：** 为硫化物类方铅矿族矿物方铅矿提炼银、铅时沉积的炉底，或为铅熔融后的加工制成品。能燥湿、杀虫、解毒、收敛、防腐，主治疮疡溃烂久不收敛、口疮、湿疹、疥癣、狐臭、酒渣鼻、烧烫伤。

❀ **主要成分** 主含氧化铅，辅以微量氧化亚铅、氧化锡等。

❀ **用 法** 密陀僧宜煅后水飞，得极细粉末，取蜂蜜或牛羊乳调膏，隔水蒸至温热，取来敷面即可，次日早晨洗净。

❀ **点评指导** 《天宝遗事》载杨贵妃"每晨铅华洗面，夜敷金粉膏"，此方或为唐代"洗铅华"美容程序的关键步骤。正如《外科正宗》所云："脂溢面浊，当以金石收之"。密陀僧作为铅类加工制品，可以收敛燥湿，吸附皮脂，同时极细的氧化铅可能产生瑞利散射，视觉上淡化色斑。但长期使用可致神经毒性，且铅可透过胎盘屏障，孕妇、儿童禁用。

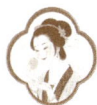

又方令面手如玉

杏仁一两　天花粉一两　红枣十枚　猪胰三具

上，捣如泥，用好酒四盏，浸于磁器。早夜量用以
润面手，一月皮肤光腻如玉。冬天更佳，且免冻裂。

❀ **方药简释**　1. **杏仁**：蔷薇科植物山杏、西伯利亚杏、
东北杏或杏的成熟种子。能止咳平喘、润肠通便，主治咳嗽
气喘、肠燥便秘。2. **天花粉**：葫芦科植物栝楼的根。能清热泻
火、生津止渴，主治热病烦渴、肺热燥咳。3. **红枣**^①：鼠李科
植物枣的成熟果实。有补中益气、养血安神之功，主治脾虚食
少、妇人脏躁。4. **猪胰**：润燥泽肤、去垢除皱，主治手足皲
裂、面黑不泽。

❀ **主要成分**　杏仁含苦杏仁苷、油酸；天花粉含天花粉
蛋白、多糖；红枣含环磷酸腺苷、维生素 C；猪胰含脂肪酶、
蛋白酶。

❀ **用　　法**　诸药捣泥，加黄酒浸，瓷坛密封，早晚
取用。

❀ **点评指导**　唐代《妆台记》载杨贵妃"冬月以猪胰膏
润手，触之如暖玉"，或为此方源头。猪胰为"血肉有情之
品"，《本草备要》云："胰润如脂，以类相从"，且黄酒通络活

---

① 《食疗本草》：红枣浸酒涂肤，养血气，润枯槁。

血，可携药性透达腠理。但方中用苦杏仁，其所含成分苦杏仁苷水解后可释放微量氢氰酸，孕妇慎用；此外，酒精过敏者不宜使用。

太真红玉膏

杏仁_{去支}　滑石　轻粉_{各等分}

上，为细末，蒸过，入脑、麝各少许，用鸡蛋清调匀，早起洗面毕敷之。旬日后色如红玉。

❀ **方药简释**　**1.杏仁**：止咳平喘、润肠通便，主治咳嗽气喘、肠燥便秘。**2.滑石**：内服外用皆可，有利尿通淋、清热解暑、祛湿敛疮之功，用于淋证、暑湿及痱子。**3.轻粉**：外用杀虫、攻毒、敛疮，主治疥疮、顽癣、梅毒；内服祛痰消积、逐水通便，主治痰涎积滞、水肿臌胀。**4.脑、麝**：指龙脑（即冰片）和麝香。

❀ **主要成分**　杏仁含苦杏仁苷、油酸；滑石含硅酸镁；轻粉含氯化亚汞。

❀ **用　　法**　杏仁、滑石、轻粉等分研末，隔水蒸，加冰片、麝香少许，蛋清调膏，早起净面后使用。

❀ **点评指导**　方名太真玉红膏，此太真即杨贵妃，唐代《妆楼记》载其"每晨敷红玉膏，色若朝霞"。方中除苦杏仁、滑石外，还加入了轻粉，轻粉透皮吸收汞量较高，长期可致慢性中毒①，且可透过胎盘屏障，孕妇禁用。

---

① 古代针对汞剂累积，常饮用绿豆甘草汤（《圣济总录》法）以解余毒。

赵婕妤秘丹令颜色如芙蓉

落葵子不拘多少

洗净蒸熟，烈日中晒干，去皮取仁细研，蜜调。临卧敷面，次早用桃花汤洗①去，光彩宛如初日芙蓉。

❀ **方药简释** 落葵子：为落葵科植物落葵的种子。能清热解毒、润燥滑肠，主治热毒疮疡、肠燥便秘。

❀ **主要成分** 花青素、维生素 C、多糖、亚油酸等。

❀ **用　　法** 落葵子适量，洗净蒸熟，烈日下曝晒干透，去皮留仁，研细后用蜂蜜调匀，睡前敷面，次日用桃花汤洗去。

❀ **点评指导** 赵婕妤即赵飞燕，汉成帝时，先后被封为婕妤、皇后，是古代有名的美人。此方以落葵子为主，子多脂润，《本草备要》云："子性沉降，能引药入阴"，暗合"白属肺金，润则色华"之理。需要注意的是，落葵子含有较多花青素，光敏性可致色沉，故敷后 48 小时内应避免紫外线照射。

---

① 桃花汤：《伤寒论》中有桃花汤，由赤石脂、干姜、粳米组成，具有温中涩肠止痢之功效，主治虚寒血痢证。结合全文，此处可能并非指该方剂，而是指用桃花煮的水。

金国宫中洗面八白散方

白丁香　白僵蚕　白附子　白牵牛　白芷　白及
白蒺藜　白茯苓
上八味，入皂角三定，去皮弦，绿豆少许，共为末。
早起洗面常用。

❀ **方药简释**　1. **白丁香**：即雀矢。消积化滞、明目退翳，主治食积不化、目赤翳障。2. **白僵蚕**：息风止痉、祛风止痛，主治惊痫抽搐、风疹瘙痒。3. **白附子**：天南星科植物独角莲的块茎。能祛风痰、逐寒湿，主治中风痰壅、偏正头痛。4. **白牵牛**：泻水通便、消痰涤饮，主治：水肿胀满、痰饮喘咳。5. **白芷**：祛风止痛、燥湿止带，主治风寒头痛、鼻渊流涕。6. **白及**：收敛止血、消肿生肌，主治咳血吐血、皮肤皲裂。7. **白蒺藜**：平肝解郁、活血祛风，主治头痛眩晕、乳闭乳痈。8. **白茯苓**：利水渗湿、健脾宁心，主治水肿尿少、脾虚食少。

❀ **主要成分**　白僵蚕含草酸铵、蛋白酶；白芷含欧前胡素；白及含白及多糖；皂角含皂苷类成分。

❀ **用　　法**　皂角去粗皮及弦，绿豆适量，与八白药研末备用。

❀ **点评指导**　《宣和遗事》载，金章宗妃李师儿曾用此散养颜，称"八白散洗面，色如初雪"。方用八白药，既有中医"取类比象"的影响，也因为五行理论中，白药多入肺经（肺主皮毛）。此外皂角能通窍涤浊，用来净面有一定效果。

洗面妙方

茯苓　猪牙皂角四两　白僵蚕三钱　白附子三钱　藿香
三钱　密陀僧五钱　山柰五钱　白芷五钱　麝香少许　白
茯苓五钱

每日清早洗之，酒调涂，能去雀斑。

❀ **方药简释**　1. **茯苓**：多孔菊科真菌茯苓的菌核。能利
水渗湿、健脾宁心，主治水肿尿少、脾虚食少。2. **猪牙皂角**：
祛痰开窍、散结消肿，主治中风口噤、痰涎壅盛。3. **山柰**：姜
科植物山柰的干燥根茎。行气温中、消食、止痛，用于胸膈胀
满、脘腹冷痛、饮食不消。

❀ **主要成分**　茯苓含茯苓多糖；白僵蚕含草酸铵、蛋白
酶；密陀僧含氧化铅；麝香含麝香酮。

❀ **用　　法**　诸药研粉，黄酒调膏，每日清早净面后
涂敷。

❀ **点评指导**　本方整体用药类似前方洗面八白散，亦多
用白僵蚕、白附子、白芷、茯苓等白药，另以藿香、麝香等芳
香气味，以猪牙皂角清洁面部，以密陀僧在视觉上淡化色斑。
但密陀僧作为铅类加工制品，长期使用可致神经毒性，且铅可
透过胎盘屏障，孕妇、儿童禁用。现代或可用 5% 硫黄粉（抗
菌）+10% 纳米氧化锌（控油）模拟古方效果。

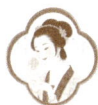

洗面方

丁香五钱 肥皂角五十锭，去皮、核 零陵香 檀香 茅
香 藿香 白术 白及 白蔹 川芎 沙参 防
风 藁本 山柰 天花粉 木贼 甘松 楮桃
儿 黑牵牛 白僵蚕炒 香白芷各一两 绿豆五升，汤
泡一宿，晒干

上，为细末，每日洗面用，治面上诸般热毒风刺，
光泽精神。

❧ **方药简释** 1.**茅香**：祛风通络、利湿解毒，主治风湿
痹痛、皮肤湿疮。2.**白蔹**：葡萄科植物白蔹的块根。能清热解
毒、消痈散结，主治疮痈肿毒、烫伤。3.**沙参**：养阴清肺、益
胃生津，主治肺热燥咳、阴虚劳嗽。4.**木贼**：木贼科植物木贼
的地上部分。能疏风散热、明目退翳，主治风热目赤、翳膜遮
睛。5.**楮桃儿**：即楮实子。桑科植物构树的成熟果实。有补肾
清肝、明目利尿之功，主治腰膝酸软、目昏翳障。6.**黑牵牛**：
泻水通便、消痰涤饮，主治水肿胀满、痰饮喘咳。7.**绿豆**：清
热解毒、消暑利水，主治暑热烦渴、痈肿疮毒。

❧ **主要成分** 白蔹含鞣质、白蔹素；木贼含山柰酚、硅
酸盐；楮实子含黄酮类、多糖；绿豆含多酚、淀粉酶。

❧ **用　　法** 绿豆浸泡一夜，晒干后与诸药研末，洗脸
时用。

❀ **点评指导**　绿豆、白蔹清热解毒，防风、藁本祛风止痒，契合《外科正宗》"热毒风邪壅面，当清当散"之理。零陵香、檀香透窍生香，白术、沙参健脾润燥，成"清－透－润"三效闭环。

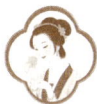

涂面药方

白附子　密陀僧　茯苓　胡粉各一两　桃仁四两　香白芷半两

上件为细末，用乳汁临卧调涂面上，早晨浆水洗，十日效。

❀ **方药简释**　1. 胡粉①：即铅粉。有解毒生肌、燥湿杀虫之功，主治疮疡溃烂、疥癣瘙痒。但因铅毒性，现代已罕用。2. 桃仁②：蔷薇科植物桃或山桃的成熟种子。能活血祛瘀、润肠通便，主治经闭痛经、肠燥便秘。

❀ **主要成分**　密陀僧含氧化铅；白附子含乌头碱；茯苓含茯苓多糖；桃仁含苦杏仁苷。

❀ **用　　法**　诸药共研细末，睡前取牛羊乳调匀，涂于面部，早晨用浆水洗净。

❀ **点评指导**　胡粉、密陀僧借铅盐反光提亮肤色，茯苓、白芷"白能胜黑"，但此方既有胡粉，又有密陀僧，含铅量过高，不建议使用。如去铅化改良，可尝试将胡粉替换为 5% 二氧化钛，密陀僧改用 2% 纳米氧化锌。

---

① 《妆台记》：胡粉傅面，色若凝脂，唐宫妃嫔皆用之。

② 《普济方》：桃仁膏涂面，活血退黯，润泽肌肤。

敷面桃花末

仲春，收桃花阴干为末，七月七日取乌鸡血和之，涂面及身，红白鲜洁，大验。

❀ **方药简释** 桃花：蔷薇科植物桃树的花朵，《神农本草经》列为下品，载"利宿水痰饮，除痃癖邪气"。《肘后备急方》曰："桃花浸酒涂面，令人好颜色"，其性苦平，入心、肝经。

❀ **主要成分** 桃花含山柰酚、槲皮苷；乌鸡血含铁卟啉、SOD 酶。

❀ **用　　法** 仲春（即农历二月）采收桃花，阴干后研末，农历七月七日取乌鸡血调和涂敷。

❀ **点评指导** 唐代《崔氏月令》载："上巳桃花，七夕鸡血，宫娥傅面如霞"，与本方大体一致。《备急千金要方》云："血荣则色华"，方中桃花活血、乌鸡血补血，七夕取血有借天时引药效之意。从现代研究来看，山柰酚下调炎症因子 IL-6，铁卟啉携氧促代谢。注意事项：桃花光敏性致色沉风险，涂后避光；乌鸡血需灭菌处理，过敏体质者慎用。

七香嫩容散

黑牵牛_{十二两}　皂角_{四两，去皮，炒}　天花粉　零陵香
甘松　白芷_{各二两}　茶子_{四两}

上，为细末，洗面或洗浴时，蘸药擦之。

❀ **方药简释**　1. **黑牵牛**：泻水通便、消痰涤饮，主治水肿胀满、痰饮喘咳。2. **茶子**：山茶科植物茶的果实。有清热化湿、解毒杀虫之功，主治痧气腹痛、疥癣。

❀ **主要成分**　黑牵牛含牵牛子苷；皂角含皂苷类成分；天花粉含天花粉蛋白；茶子含茶皂素。

❀ **用　法**　皂角去粗皮后砂炒至微焦，与其余诸药共研细末，洗脸或洗澡时，蘸取药粉擦涂。

❀ **点评指导**　皂角、黑牵牛涤除垢腻；天花粉、白芷清热润肤；零陵香、甘松香窜透窍，引药达表。宋代《圣济总录》载："七香散沐面，退黯如雪"，或为此方前身。但方中黑牵牛、茶子有一定毒性，切勿自行使用。此外，药粉应避免入眼。

玉容方

黑牵牛四两　白芷　甘松　川芎　藿香　藁本各五钱

零陵香　天花粉一两　细辛　檀香五钱　胶珠二钱五分

猪牙皂角二两　楮实二两　茅香五钱

上，为末，洗面常用。

❀ **方药简释**　**1. 藁本：** 伞形科植物藁本或辽藁本的根茎。
祛风散寒、除湿止痛，主治风寒头痛、风湿痹痛、皮肤晦黯。
2. 细辛： 马兜铃科植物北细辛、汉城细辛或华细辛的根和根
茎。有解表散寒、祛风止痛、通窍、温肺化饮之功，主治风寒
感冒、头痛、牙痛、鼻塞流涕、鼻渊、风湿痹痛、痰饮喘咳
等。**2. 胶珠**[①②]**：** 马科动物驴皮经煎煮浓缩制成的阿胶烫制品。
滋阴润燥、养血驻颜，主治血虚萎黄、肌肤枯槁。**3. 楮实：** 桑
科植物构树的干燥成熟果实。补肾清肝、润肤明目，主治肝肾
不足、肌肤甲错。**4. 茅香：** 禾本科植物茅香的干燥根茎。理气
辟秽、香身止痒，主治体臭湿疹、皮肤黏腻。

❀ **主要成分**　黑牵牛含牵牛子酸（树脂苷）；白芷含欧前
胡素；甘松含缬草酮、甘松香酮、广藿香烯；川芎含川芎嗪、
阿魏酸；藿香含广藿香醇；零陵香含香豆素、龙脑、芳樟醇；

---

① 《本草拾遗》：和血润燥，驻颜乌发。

② 《圣济总录》：胶珠合珍珠粉，能泽肌如玉。

天花粉含天花粉蛋白、皂苷；细辛含甲基丁香酚、黄樟醚；檀香含檀香醇、檀香萜酮；猪牙皂角含皂苷、鞣质、酚类；楮实含黄酮苷、生物碱；茅香含香豆素、茅香醇、β- 石竹烯等。

❀ **用　法**　诸药共研细末，洗脸时取用。

❀ **点评指导**　本方或出自明代陈实功《外科正宗》，抑或是唐代"神仙玉女粉"（《千金翼方》）的升级版，按"君臣佐使"论：黑牵牛为君，借其树脂苷软化角质；白芷、天花粉为臣，取"白属金，入肺，主皮毛"之理；藁本、川芎为佐使，循"欲使药达肌表，必借轻扬"之法。"药引＋清洁＋养颜"三维体系已初见雏形。

有趣的是，如果细细看一下北宋《清明上河图》，会发现赵太丞家药铺檐下，就有"玉容香粉"的招幌。此外，日本正仓院藏唐天平胜宝八年（756 年）《杂物出入账》记有"玉容膏三合"，成分基本与本方 7 味主药相似；17 世纪朝鲜《医方类聚》改良此方加入绿豆粉，盛唐美容方东传可见一斑。

容颜不老方

一斤生姜半斤枣，二两白盐三两草，丁香沉香各五
钱，四两茴香一处捣。煎也好，点也好，修合此药
胜如宝。每日清晨饮一杯，一世容颜长不老。

❀ **方药简释**　1. **生姜**：姜科植物姜的根茎。能温中散寒、
健脾开胃，《本草纲目》载："生用发散，熟用和中。"2. **白盐**：
矿物盐精制而成。《五十二病方》载"盐渍疗肤黯"。3. **沉香**：瑞
香科白木香含树脂的木材。能行气止痛、温中止呕，主治胸腹胀
痛、胃寒呕吐。5. **茴香**：伞形科茴香的果实。能温肾散寒、和胃
理气，治寒痛、呕吐。《日华子本草》载："润肤色，去黑子"。

❀ **主要成分**　生姜含姜辣素、姜烯酮；丁香含丁香酚；
沉香含沉香螺旋醇、呋喃沉香素；茴香含茴香脑、柠檬烯、
α-蒎烯。

❀ **用　　法**　诸药捣碎，煎汤或沸水点药均可，每日清
晨饮用。

❀ **点评指导**　明代《遵生八笺》载宁献王朱权每日晨饮
"姜盐茗"，至八十岁"颜若童子"。或与《太平惠民和剂局
方·卷十》载"姜盐饮"类似，敦煌遗书《食疗本草》残卷发
现类似配方，注"冬至始服，九九尽而颜华"，印证古人"以
药符节"的养生观。然需注意，方中含盐，每日盐摄入量不宜
超过 2g，小量久服或是关键。

好颜色

以百花上露饮之。

❀ **方药简释**　**露水：** 自然界凝结于花瓣、草木的蒸馏水。《本草纲目》载："百花上露，令人好颜色，不饥延年"，《外台秘要》称其"禀草木之精华，聚日月之华彩"。现代研究发现其含微量植物挥发性物质（如单萜类）及负氧离子团，pH 7.2~8.1，具天然抗氧化活性。

❀ **点评指导**　此方实为华夏美学与自然哲学的终极体现。唐代《妆台记》载武则天令宫女"采百花露调珍珠粉"，《开元天宝遗事》记杨贵妃晨饮"牡丹露"以润喉养颜。今天去博物馆我们仍能看到一些精美的采集露水的器皿 [1][2]。

有趣的是，古埃及《埃伯斯纸草书》记载了"晨露洁面"法，与《五十二病方》"露水浴身"记载（公元前 168 年）几乎同期出现。更妙的是，印度《遮罗迦本集》建议混入莲露服用，而我国马王堆帛书《养生方》强调"柏露尤胜"，体现不同文明对露水功效的共识与地域特色。

---

[1]　唐代采露银器：法门寺地宫出土鎏金飞鸿纹银则。
[2]　北宋露水罐：故宫博物院藏汝窑天青釉刻花鹅颈瓶。

又方

以井华水研朱砂服之。

❀ **方药简释**　1.**井华水**①：即清晨第一汲井泉水。2.**朱砂**：清心镇惊、安神解毒，主治心悸易惊、失眠多梦、癫痫发狂、小儿惊风、疮疡肿毒。

❀ **主要成分**　朱砂含硫化汞，常夹杂雄黄、磷灰石、沥青质等。

❀ **用　　法**　井华水研磨朱砂内服（多入丸散，不宜水煎）。

❀ **点评指导**　朱砂有毒，不宜大量服用，也不宜少量久服；孕妇及肝肾功能不全者禁用。至于井华水，《本草纲目》载其能"疗病利人"，且功效极广，根据来源不同，用法、疗效也不同。"凡井水有远从地脉来者，为上；有从近处江湖渗来者，次之；其城市近沟渠污水杂入者，成碱，用须煎滚，停一时，候碱澄乃用之，否则气味俱恶，不堪入药、食、茶、酒也。雨后水浑，须擂入桃、杏仁澄之。"李时珍曰："凡井以黑铅为底，能清水散结，人饮之无疾。入丹砂镇之，令人多寿。"

---

① 《本草纲目》：平旦第一汲，为井华水。

益容颜

以小麦苗作汁吃

✤ **方药简释**　**小麦苗**：禾本科植物小麦的嫩茎叶。《本草纲目》载："麦苗，味辛性寒，通利三焦"，《太平圣惠方》谓："绞汁饮之，润肤消斑"。

✤ **主要成分**　叶绿素、黄酮类（异荭草苷、异牡荆苷）等。

✤ **用　　法**　榨汁内服。

✤ **点评指导**　中医古籍关于服用小麦苗的记载早已有之，《食疗本草》载："三寸麦苗为佳，石臼捣绞"；《肘后备急方》强调"现采现用，汁成碧色者效弘"。而在疾病治疗方面，《五十二病方》曾载可用麦苗汁涂漆疮。从现代研究来看，叶绿素衍生物可吸收 620nm 红外? 光，促进成纤维细胞增殖，与李时珍在《本草纲目》中所述"麦苗碧色通肝，青汁润肤"暗合。但需注意，北宋《苏沈良方》中记载某贵妇连服麦苗汁三月致"面青肢冷"，盖因麦苗寒性伤阳所致，故而不宜久服。

解面黑

或甘草煎汤，或红枣煎汤，或乌龙尾煎汤。

❀ **方药简释**　1.**甘草**：豆科植物甘草、胀果甘草或光果甘草的根及根茎。补脾益气、清热解毒、祛痰止咳、缓急止痛、调和诸药，主治脾胃虚弱、倦怠乏力、心悸气短、咳嗽痰多、痈肿疮毒。《神农本草经》列其为上品，"长肌肉，倍气力，解百毒"。2.**红枣**：鼠李科植物枣的成熟果实。《千金翼方》称其"补中益气，悦颜色"，《食疗本草》载其"和阴阳，调荣卫，生津液"。3.**乌龙尾**：古屋梁上沉积的烟尘混合物。《本草拾遗》称其"乌龙尾，金疮止血，灭瘢痕"；《名医别录》注其"梁上尘，主腹痛噎膈"。

❀ **主要成分**　甘草含甘草酸、甘草苷；红枣含环磷酸腺苷（cAMP）、维生素 C、三萜酸；乌龙尾含活性炭素、多环芳烃等。

❀ **用　　法**　水煎内服。

❀ **点评指导**　方用乌龙尾，体现的是古人"以垢攻垢"的逆向美容思维，如敦煌遗书 P.2882《美容方残卷》载"面黑如铁，取灶心土合梁尘，沐之三反白"；又如《宋会要辑稿》记载，元祐年间宫廷设"玉容局"，专采汴京百年官邸梁尘配制"乌龙膏"，苏轼《物类相感志》更详记其"须择宰相府第梁木，积三十年烟炱乃佳"。以上种种，或可当作奇闻轶事听之，具体功效如何，并不明确，且即便有效，也很难找到无漆饰、无金属构件的古建筑梁尘了。

梨花白面香粉方

官粉十两　密陀僧二两　轻粉五钱　白檀二两　麝香一钱
蛤粉五钱

前三项先研绝细，加入麝香，每日鸡子白和水调敷，
令面莹白，绝白。汉宫第一方也。

❧ **方药简释**　1. **官粉**：即铅粉，人工合成的碱式碳酸铅。
《本草纲目》载："铅性有毒，色虽白而伤肌。"2. **密陀僧**：粗
制氧化铅。《唐本草》载其"面上瘢黯，面膏用之"。3. **轻粉**：
氯化亚汞。《本草衍义》谓其"杀疮疥癣虫"。4. **白檀**：檀香
科植物檀香的心材。《名医别录》载其"除恶气，令人肤润"。
5. **麝香**：鹿科动物林麝的分泌物。《千金翼方》称其"去面黑，
通经络"。6. **蛤粉**：帘蛤科文蛤或青蛤贝壳煅制品。《本草求
真》载其"清热利湿，化痰软坚"。

❧ **主要成分**　官粉含碱式碳酸铅；密陀僧含氧化铅；轻粉
含氯化亚汞；白檀含檀香醇；麝香含麝香酮；蛤粉含碳酸钙。

❧ **用　　法**　官粉、密陀僧、轻粉研极细末，加入麝香，
每日用蛋清、水将以上药粉调和，用来敷面。

❧ **点评指导**　《五十二病方》已载铅粉美白，而真正形成
体系则在唐代。《旧唐书·舆服志》载三品以上命妇需"傅铅
华，饰檀麝"。本方虽称为"汉宫第一方"，但铅粉乃张骞通西
域后传入，西汉尚无铅粉量产技术，故实为唐人托古之作。

桃花娇面香粉方

密陀僧二两　银朱五钱　麝香一钱　白及一两　寒水石一两

共为细末，鸡子白调，盛磁瓶蜜封，蒸熟，取出晒干，再研令绝细，水调敷面，终日不落，皎然如玉。

❀ **方药简释**　1. **银朱**：人工合成硫化汞。《本草纲目》载："炼银朱法：硫黄升汞为之。"2. **寒水石**：碳酸钙（方解石）或硫酸钙（石膏）。《本草衍义》辨"有纵理、横理二种"；《医林纂要》称其能"解热毒，润燥结"。

❀ **主要成分**　密陀僧含氧化铅；银朱含硫化汞；麝香含麝香酮；白及含白及葡甘聚糖；寒水石（方解石型）含碳酸钙。

❀ **用　　法**　诸药共研细末，用蛋清调和，瓷瓶密封，蒸熟后取出晒干，再研为极细粉末，清水调和，用以敷面。

❀ **点评指导**　唐宋以来铅汞美妆盛行，西安何家村出土的唐代银盒内残留粉体含铅量高达 $1.2mg/cm^2$，按"每日傅面三回"推算，年摄入铅量可达 438mg，远超 WHO 安全标准 $[0.05mg/（kg·bw）]$，令人咋舌。如今，铅汞毒性致慢性中毒的风险已经广为人知，故而有些仿古美妆产品会以二氧化钛代密陀僧、云母代银朱，既达到折射光线以亮白的效果，又避免重金属蓄积中毒。

秘传和粉方

官粉十两　密陀僧一两　黄连五钱　白檀一两　蛤粉五两
轻粉二钱　朱砂一钱　金箔五个　脑麝各少许
上，为末，和匀用。

❀ **方药简释**　1.**黄连**：毛莨科植物黄连、三角叶黄连或
云连的根茎。能清热燥湿、泻火解毒，主治湿热痞满、呕吐吞
酸、泻痢、黄疸等、湿疹、湿疮等。2.**金箔**：纯金锤制的超薄
片。《本草纲目》称其"安魂魄，养精神"；《千金翼方》载：
"金箔入面脂，令肤生光"。

❀ **主要成分**　官粉含碱式碳酸铅；密陀僧含氧化铅；黄
连含小檗碱；白檀含檀香醇；蛤粉含碳酸钙；轻粉含氯化亚
汞；朱砂含硫化汞；金箔主含金；龙脑含莰酮；麝香含麝
香酮。

❀ **用　　法**　诸药共研细末，调和均匀后使用。

❀ **点评指导**　本方依旧以铅粉为主，这是古代化妆品的
通病。但方中加入的金箔，则展现了古人在养颜的功效之外，
对妆容的审美追求。

南北朝时期，北方佛像金身的璀璨光华催生了一场妆容革
命。匠人们将涂饰佛身的金箔工艺转化为妆容艺术，在女子额
间贴金箔，开创了额黄妆的雏形。正所谓"当窗理云鬓，对镜
贴花黄"，诗中花黄或为金箔饰品。这种源自佛教艺术的装饰

手法，实现了世俗审美与宗教意象的完美融合。

　　唐代将金箔妆饰推向巅峰。长安贵妇以金箔裁制花钿，薄如蝉翼的黄金叶片被塑造成莲花、鸾鸟等祥瑞纹样，贴于眉间与太阳穴，行走时金光流转。敦煌壁画中的供养人像清晰呈现了这种工艺，侍女的"小字脸"以金箔勾勒额角，半涂晕染的技法使金箔与肤色自然过渡，创造出"眉边全失翠，额畔半留黄"的诗意效果。新疆阿斯塔那墓出土的《舞乐屏风图》，更以金箔镶边技法让花钿呈现出立体绽放的视觉效果。

　　宋元时期，金箔工艺随佛教传播不断演化。辽代"佛妆"虽改用植物染料，但契丹贵族仍会在重要场合贴金箔花钿彰显身份。宋代女子将金箔与珍珠结合，制成"真珠络髻面涂黄"的富贵妆容，近来诸多影视剧中也有尝试复刻。

常用和粉方

好粉一两　白檀一钱　密陀僧一钱　蛤粉五钱　轻粉二钱
脑麝各少许　黄粉二钱五分，水淘，置纸上干　白米粉子二钱

上，为末，和匀用。

❀ **方药简释**　1. **好粉**：一说指甘草粉，一说指品质较高的铅粉。2. **黄粉**：疑为藤黄（藤黄科植物藤黄所分泌的胶质树脂）或雌黄粉[①][②]。3. **白米粉子**：粳米研磨提纯的淀粉。《本草纲目》称："米粉润肤，无滞气"。

❀ **主要成分**　藤黄含藤黄酸、新藤黄酸等。

❀ **用　　法**　诸药共研细末，调和均匀后使用。

❀ **点评指导**　《周礼·考工记》载"米分而为粉"，先民将粳米浸泡七日（《齐民要术》法），经发酵、研磨、沉淀制成"粉英"，触感如丝。马王堆汉墓帛书《五十二病方》更载有"白米粉合鹿脂"的润肤配方。

同期发展的铅粉工艺更为复杂，《天工开物》详述"铅醋淬火法"：铅块经醋熏蒸九昼夜，生成雪白粉末，其铅含量达82%。河北满城汉墓出土铜盒内白色膏状物，经检测即为铅粉与动物油脂的混合物。

---

① 《本草拾遗》：藤黄疗疮疥，雌黄去黑肝。
② 《外台秘要》：黄粉合蜜涂面灭瘢。

除铅粉、米粉外，北魏贾思勰《齐民要术》中还载有紫粉制法："以白米英为骨，胡粉为肌，捣取葵藿赤汁染之"。段巧笑改进工艺，加入葵花籽油增强贴肤性，制成的紫粉呈现独特的藕荷色，正合"傅粉何郎，色若朝霞"的审美取向。

唐代将铅粉工艺推向极致，《香乘》记载长安西市"张氏粉坊"以波斯铅矿为原料，经九煅九飞制成玉女粉，这种"铅华洗净仍留艳"的极品被尊为"好粉"。

随着炼丹术发展，宋代出现含砷化合物的"黄粉"，《证类本草》载其"灭瘢痕，除黑子"。福建泉州宋代沉船出土的锡盒内黄色粉末，经拉曼光谱检测证实为雌黄与密陀僧的混合物。

然铅色虽白，其性峻烈，《外台秘要》早有"铅毒入肌，面若金纸"之诫，万不可自行使用，这也算是古代化妆品的通病了。

麝香和粉方

官粉一袋，水飞过　蛤粉白熟者，水碾　朱砂三钱　鹰条二钱
密陀僧五钱　檀粉五钱　脑麝各少许　寒水石粉和脑麝同研
紫粉少许，轻重用之

❀ **方药简释**　1.**鹰条**：鹰科动物粪便中的白色部分（含磷酸钙、尿酸）。《医心方》记载："鹰屎白合白僵蚕，治面黑"。
2.**寒水石粉**：即石膏粉。3.**紫粉**①：铅粉的染色工艺产物。《齐民要术》载其为白米粉、铅粉加葵藿赤汁浸染而成。

❀ **主要成分**　鹰条含磷酸钙；紫粉含碱式碳酸铅、氧化铅等

❀ **用　　法**　诸药共研细末，调和均匀后使用。

❀ **点评指导**　段成式《酉阳杂俎》载波斯胡人"取鹰食琅玕，粪色如雪"，实则鹰类消化系统将骨质分解为多孔磷酸钙。电镜扫描显示，其微观结构宛如微型海绵，吸附皮脂效率堪比现代硅藻土。更妙者，鹰粪中的尿酸与铅粉反应，生成浅黄色尿酸盐，妆容效果大抵类似《簪花仕女图》中"檀晕妆"的暖色调。

香色闰色　古代女子美容保健指南

---

①　紫粉：一说名猩红、银朱，用石亭脂和水银同罐炼成。

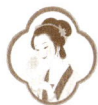

鸡子粉方

鸡子一个，破顶去黄，只用白，将光粉一处装满，入密陀僧五分，纸糊顶子，再用纸浑裹水湿之，以文武火煨，纸干为度，取出用涂，面红自不落，莹然如玉。

❀ **方药简释**　光粉：即铅粉。

❀ **主要成分**　碱式碳酸铅。

❀ **用　　法**　取鲜鸡蛋一枚，顶端开孔去蛋黄，只留蛋清，填满铅粉（光粉），加入密陀僧五分，以纸封口后裹湿纸，文武火煨至纸干即成。取药粉调水敷面。

❀ **点评指导**　宋代《太平圣惠方》载杨贵妃以蛋清调珍珠粉敷面，与此方"鸡子白为引"异曲同工。然其核心机理实为蛋清蛋白（卵黏蛋白）遇热变性形成的网状结构，可包裹铅粉延缓释放。更精妙者，密陀僧（PbO）在煅烧中部分转化为 Pb_3O_4，呈现橘红色调，恰仿"人面桃花"之艳。然铅毒性不可轻忽：以每次敷面 0.5g 计，年铅摄入量达 182.5mg，远超每千克体重 0.05mg 的 WHO 安全标准。今人欲效古法，当以二氧化钛代铅粉，辅以甜菜红素仿色，既可存朝霞映雪之韵，亦免铅华暗损之虞。

唐宫迎蝶粉方

粟米随多少，淘涤如法，频易水，浸取十分洁，倾
顿瓷钵内，令水高粟少许，以薄绵纸盖钵面，隔去
尘污，向烈日中曝干，研细为末。每水调少许，贮
器，随意用。将粉覆盖熏之，媚悦精神。

❀ **方药简释**　**粟米**：禾本科植物粟的种仁。《本草纲目》
载其"味咸微寒，益气润燥"，《圣济总录》称："粟米粉作汤
沐，去垢泽肤"。

❀ **主要成分**　支链淀粉、谷蛋白、生育酚及锌、硒等微
量元素。

❀ **用　　法**　粟米反复淘洗至水清，浸于瓷钵（水深覆
米），覆绵纸隔尘，烈日曝干后研末。用时水调敷面，或置熏
炉煨香。

❀ **点评指导**　"唐宫迎蝶粉"之名，源自"傅粉引蝶"的
妆容奇观。长安仕女喜在春日游曲江，场景可谓"粉香透罗
衣，蛱蝶驻云鬓"。本方欲达到迎蝶的效果，可能有几种方式：
一是粟米粉折射率与蝶翅鳞片相似，可产生"结构色效应"使
面部泛虹彩光泽；二是曝晒工艺促使淀粉生成 β- 紫罗兰酮，
该物质恰是柑橘凤蝶信息素组分，或可实现"香引蝶舞"的诗
意场景。

癥瘕部

洗面去瘢痕方

茯苓二两, 去皮　　天门冬三两　　百部二两　　香附子二两
瓜蒌二个　　茨菰根五两　　冬瓜子半斤　　甘草半斤　　杏仁
二两　　皂角二斤, 酒涂炙　　清胶四两, 火炙　　大豆十两, 蒸去
皮　　益丹子[①]一斤, 烧灰, 用将末、水和成丸

上件, 和合焙干, 捣罗为末, 早晨如澡豆末用　,
其瘢自去。

❀ **方药简释**　**1. 茯苓**: 多孔菌科真菌茯苓的菌核。利水渗
湿、健脾宁心, 主治水肿尿少、痰饮眩悸、脾虚食少、便溏泄
泻、心神不安、惊悸失眠。**2. 天门冬**: 又称天冬。百合科植物
天冬的块根。能养阴润燥、清肺生津, 主治肺燥干咳、顿咳痰
黏、腰膝酸痛、骨蒸潮热、内热消渴、肠燥便秘。**3. 百部**: 百
部科植物直立百部的块根。润肺下气、杀虫灭虱, 主治新久咳
嗽、肺痨咳嗽、百日咳。**4. 香附子**: 莎草科植物莎草的根茎。
疏肝解郁、理气宽中, 主治肝郁气滞、胸胁胀痛、乳房胀痛、
月经不调、经闭痛经。**5. 瓜蒌**: 葫芦科植物栝楼的果实。清热
涤痰、宽胸散结, 主治肺热咳嗽、痰浊黄稠、胸痹心痛、结胸
痞满。**6. 茨菰根**: 茨菰即慈姑, 茨菰根乃泽泻科植物慈姑的球
茎。凉血止血、解毒消肿, 主治咯血、吐血、衄血、崩漏、痈

①　益丹子: 存疑, 或为唇形科益母草的果实。

肿疮毒。7. **冬瓜子**：葫芦科植物冬瓜的种子。清热利水、消肿排脓，主治痰热咳嗽、肺痈肠痈、淋证水肿、脚气浮肿。8. **甘草**：豆科植物甘草、胀果甘草或光果甘草的根和根茎。补脾益气、清热解毒、祛痰止咳、缓急止痛、调和诸药，主治脾胃虚弱、倦怠乏力、心悸气短、咳嗽痰多、痈肿疮毒。9. **杏仁**：具有止咳平喘、润肠通便之效，主治咳嗽气喘、胸满痰多、肠燥便秘。10. **清胶**：类似阿胶，动物皮熬制而成。11. **大豆**：豆科植物大豆的种子。健脾利湿、解毒消肿，主治脾虚水肿、脚气浮肿等。

✿ **主要成分** 茯苓含茯苓多糖、三萜酸、麦角甾醇；天冬含天冬苷；百部含百部碱；香附含 α- 香附酮；瓜蒌含瓜蒌酸；茨菰根含泽泻醇、多糖；冬瓜子含脂肪酶、亚油酸、瓜氨酸；甘草含甘草酸、甘草苷；杏仁含苦杏仁苷、脂肪油、杏仁酶；清胶含胶原蛋白、甘氨酸、羟脯氨酸；大豆含大豆异黄酮。

✿ **用　　法** 诸药经焙干、捣末后，每晨取如澡豆量洁面。

✿ **点评指导** 此方皂角用量较大，借酒炙之辛烈，行散瘢痕郁结；茯苓、天冬取"肺合皮毛"之理，茯苓淡渗利湿以"去宛陈莝"，更以香附辛香走窜疏肝气；冬瓜子与杏仁一者"以子通子"软化角质，二者"以仁润仁"促新肌生；更入大豆、甘草，培土生金，调和诸药。终成"祛瘀不伤正，润燥不留邪"之功。然古方烧灰之法存重金属风险，今或可以积雪草苷代益丹子灰。

去诸斑方

慈姑　猪牙皂角三钱　大皂角三钱　山柰五钱　甘松五钱
细辛　槟榔取末

❀ **方药简释**　1. **慈姑**：泽泻科植物慈姑的球茎。凉血止血、解毒消肿，主治咯血、衄血、崩漏、痈肿疮毒。2. **山柰**：姜科植物山柰的干燥根茎。行气温中、消食、止痛，用于胸膈胀满、脘腹冷痛、饮食不消。3. **槟榔**：棕榈科植物槟榔的种子。杀虫消积、行气利水，主治绦虫病、食积气滞、水肿脚气。

❀ **主要成分**　慈姑含泽泻醇B、黄酮苷、多糖；猪牙皂角、大皂角含皂苷类成分；山柰含山柰酚、挥发油；甘松含甘松香酮、缬草酮；细辛含甲基丁香酚、黄樟醚、细辛脂素；槟榔含槟榔碱、鞣质。

❀ **用　　法**　诸药共研细末，涂于面部斑点处。

❀ **点评指导**　《外科正宗》云："面上诸斑，皆由风邪客于皮肤，痰饮渍于脏腑。"方中借双皂角之力去除色素沉积；慈姑、山柰取"血见黑则止"之理，前者凉血清热，后者温通散结，寒热并调破瘀滞；更加槟榔"杀虫通络"，甘松、细辛辛香走窜，使药效"如风入松林，无孔不入"。

美人面上雀子斑方

白梅五钱　樱桃枝五钱　小皂角五钱　紫背浮萍五钱

共为末，炼蜜丸如弹子大。日用洗面，其斑自去，屡验。

❀ **方药简释**　1. **白梅**：蔷薇科植物梅的未成熟果实经盐渍而成。清热生津、收敛固涩，主治喉痹口疮、久咳不止、泻痢便血。2. **樱桃枝**：蔷薇科植物樱桃的嫩枝。活血通络、解毒透疹，主治风湿痹痛、疮疡肿毒。3. **小皂角**：豆科植物皂荚的干燥不育果实。祛痰开窍、散结消肿；主治中风昏迷、痰涎壅盛。4. **紫背浮萍**：浮萍科植物紫萍的全草。发汗解表、透疹止痒，主治风热感冒、麻疹不透。

❀ **主要成分**　白梅含柠檬酸、苹果酸、绿原酸；樱桃枝含樱桃苷、槲皮素、花青素；小皂角含皂荚皂苷；紫背浮萍含芹菜素苷。

❀ **用　　法**　诸药共研细末，炼蜜和为小丸，洗脸时用。

❀ **点评指导**　明代《普济方》载"梅能收浮火，萍可透郁热"，方中白梅为君，借其有机酸调节表皮 pH 至 4.5~5.5（皮肤天然酸性膜范围），溶解角质栓；紫背浮萍为臣，取"其性轻扬，善达肌表"之效；樱桃枝、小皂角相佐，前者活血"如春风吹雪"，后者去垢"似利刃劈柴"，共成破旧立新之功。

治面上黑斑点方

白附子　白及　白蔹　白茯苓　蜜陀僧　定粉以上各
等分

上，为细末，洗面净，临卧用浆水调涂之。

❀ **方药简释**　1. **白附子**：天南星科植物独角莲的块茎。
祛风痰、定惊搐，主治中风痰壅、口眼㖞斜。2. **白及**：兰科植
物白及的块茎。收敛止血、消肿生肌，主治咯血吐血、皮肤皲
裂。3. **白蔹**：葡萄科植物白蔹的块根。清热解毒、消痈散结，
主治痈疽发背、瘰疬痰核。4. **白茯苓**：多孔菌科真菌茯苓的菌
核。利水渗湿、健脾宁心，主治水肿尿少、脾虚食少。5. **蜜陀
僧（密陀僧）**：粗制氧化铅。6. **定粉**：即铅粉。

❀ **主要成分**　白附子含 β- 谷甾醇、胆碱；白及含白及葡
甘聚糖；白蔹含没食子酸、鞣花酸；白茯苓含茯苓多糖；密陀
僧含氧化铅；定粉含碱式碳酸铅。

❀ **用　　法**　诸药等量，共研细末，临睡前洗脸，然后
用浆水调匀涂于黑斑处。

❀ **点评指导**　本方配伍依旧是以白药和铅粉为主，然与
此前用于化妆不同，此处用法类似面膜。因铅粉的光毒性较
强，夜间使用后避免日晒，能在一定程度上缓解其毒性。

治美人面上黑点
如雀卵色方

白僵蚕二两　黑牵牛二两　细辛一两

上，研细末，炼蜜为丸，如弹子大，日洗数次。一月其斑如扫。此南都旧院亲传验方。

❀ **方药简释**　1.**白僵蚕**：蚕蛾科昆虫家蚕 4~5 龄的幼虫感染（或人工接种）白僵菌而致死的干燥体。有息风止痉、祛风止痛、化痰散结之功，常用于内风诸证以及风疹瘙痒等。2.**黑牵牛**：旋花科植物裂叶牵牛或圆叶牵牛的干燥成熟种子。可泄水通便、消痰涤饮、杀虫攻积，主治水肿胀满、二便不通、气逆喘咳、虫积腹泻。3.**细辛**：马兜铃科植物北细辛、汉城细辛或华细辛的干燥根和根茎。能解表散寒、祛风止痛、通窍、温肺化饮，可治风寒感冒、头痛、牙痛、鼻塞流涕、鼻衄、鼻渊、痰饮喘咳。

❀ **主要成分**　白僵蚕含蛋白质、脂肪、草酸铵；牵牛子含牵牛子苷；细辛含甲基丁香酚、黄樟醚、细辛脂素等。

❀ **用　　法**　按方中剂量配比，将三味药研成细粉，以炼蜜为黏合剂制成弹珠大小的药丸。每日取药丸 1 枚，加水溶解后洗脸，早晚各 1 次，持续使用 1 个月。

❀ **点评指导**　本方旨在祛除面部黑斑，古籍所载"雀卵色"正是对黄褐斑的生动形容。方中白僵蚕美容的记载可追溯至唐代，《新修本草》就提及白僵蚕"灭诸疮瘢痕"，至宋代《太平圣惠方》中，已有多首以白僵蚕为主药的美白面膏方，如"白僵蚕散"，用以治疗"面黑皯黯"。而细辛外用美容在《肘后备急方》中也有踪迹，书中用细辛配伍白芷、瓜蒌等制成面脂，可"悦泽人面"。明代医家陈实功在《外科正宗》中也记载了用白僵蚕等药物治疗面部黧黑斑的经验，可见古人对这些药物美容功效的认可由来已久。

从现代科学角度分析，白僵蚕含有丰富的蛋白质和氨基酸，能滋养肌肤，改善皮肤新陈代谢；其含有的活性成分还可能通过调节体内代谢，减少黑色素的生成和沉积。黑牵牛虽毒性较强，但外用时可通过调节局部气血运行，改善皮肤微循环。细辛中的挥发油能促进局部血液循环，增强皮肤新陈代谢，其含有的甲基丁香酚等成分还具有一定的抗炎作用，有助于减轻皮肤炎症，预防色斑加重。

需要格外注意的是，细辛有小毒，外用时不宜过量或长期使用，皮肤敏感者应先在小面积皮肤试用，若出现不适应立即停用。

治面点方

白附子为末，酒调。

🌸 **方药简释**　**白附子**：天南星科植物独角莲的干燥块茎。具有祛风痰、定惊搐、解毒散结、止痛的功效，常用于治疗中风痰壅、口眼㖞斜、痰厥头痛等。外用可散结消肿。

🌸 **主要成分**　β-谷甾醇、肌醇、蔗糖、皂苷、氨基酸，以及微量元素。其毒性成分主要为白附子凝集素和生物碱，外用时需注意剂量和炮制方法以降低毒性。

🌸 **用　　法**　将制白附子[①]研为粉末，以适量白酒（或米酒）调和成糊状。使用时取少量涂抹于面部斑点处，用后洗净。

🌸 **点评指导**　本方以单味白附子为核心，借酒的辛散之性增强药物渗透，是古代简易的面部美容验方。《本草纲目》记载其"主面上百病，行药势"，历代医家常用其治疗面部色斑、痤疮等皮肤问题。又因其毒性，在使用时，常配伍蜂蜜、猪油等赋形剂以缓和药性，如《普济方》中"白附子散"即以白附子与蜜调和。此外，白酒易挥发且可能刺激皮肤，现代使用时可改用米酒或少量蒸馏水调和，使用后若出现不适需立即停用并清洗。

---

① 因白附子有毒，可能引起皮肤红肿、刺痛等反应，宜选用炮制后的白附子，以减少刺激性。过敏体质者慎用。

又方

杏仁用酒浸，皮脱，捣烂，绢袋盛拭面。

❀ **方药简释** 杏仁：此处应为苦杏仁，即蔷薇科植物山杏、西伯利亚杏、东北杏或杏的干燥成熟种子。味苦，性微温，有小毒，功善降气止咳平喘、润肠通便。

❀ **主要成分** 脂肪酸、氨基酸、维生素E、苦杏仁苷等。

❀ **用　　法** 杏仁酒浸后脱皮、捣烂，盛入绢袋并擦拭面部。

❀ **点评指导** 杏仁外用美容的历史由来已久。从现代科学看，杏仁脂肪油可形成保湿膜，维生素E能清除自由基抑制黑色素，亚油酸调节油脂分泌，酒精增强透皮吸收，本方使用有其合理性。但需注意：苦杏仁外用过量可能因苦杏仁苷分解产生氢氰酸引发中毒，酒精也容易致敏，损伤角质层，故不建议自行制作使用。

又方

鸡子二个，酒浸密封四七日，取以敷面，其白如玉色之光润。

❀ **方药简释**　鸡子：雉科动物家鸡的卵。中医学认为其能滋阴润燥、养血安胎，外用可润肤生肌、去面黯黯。

❀ **主要成分**　蛋白质（蛋清中主要为卵清蛋白，蛋黄中含卵黄蛋白）、脂肪（主要为卵磷脂、甘油三酯）、维生素等。

❀ **用　　法**　鸡蛋 2 个，酒浸密封，28 天后取出敷面用。

❀ **点评指导**　此方以"药食同源"的鸡蛋为核心，借酒行药势，体现古人"以润养颜"的护肤智慧，其原理与现代护肤品中"天然保湿因子＋渗透促进剂"的配方理念相通，是简易有效的传统美容验方。

治美人面上黑痣方

藜芦灰五两

用滚汤一大碗淋灰汁于铅器中，外以汤煮如黑膏，以针微拨破痣处，点之，不过三次，痣即脱去。

❀ **方药简释**　藜芦①：味辛、苦，性寒峻烈，有涌吐风痰、杀虫疗疮之功，常用于治疗中风痰壅、癫痫、喉痹等证。

❀ **主要成分**　原藜芦碱A、B，藜芦碱，伪藜芦碱，计莫林碱。

❀ **用　　法**　开水淋浇藜芦灰，过滤取汁，熬煮至黑膏状。用针轻轻挑破黑痣部位皮肤，再将制成的黑膏点涂在黑痣上。

❀ **点评指导**　从传统中医理论来说，黑痣在中医学里多属于"黑子""黡子"的范畴，成因与先天禀赋、气血凝滞、热毒蕴结有关。藜芦灰方以毒攻毒，利用藜芦毒性和腐蚀性治疗黑痣，符合中医"以偏纠偏"用药理念，《疡医大全》也有用腐蚀药治疗体表赘生物的记载，展现古代医家的皮肤病治疗经验。

但从现代研究和安全用药角度看，藜芦有毒性。藜芦生物

---

① 中医学认为，将藜芦煅烧成灰后，其腐蚀性增强，可作为外用蚀疮药物。

碱可经皮肤吸收，过量使用会引发恶心、呕吐、心律不齐等中毒反应。且此方需挑破皮肤，若消毒不严，易引发细菌、真菌感染。此外，黑痣有良恶性之分，盲目用腐蚀药点痣，若黑痣是恶性黑色素瘤，可能刺激肿瘤扩散，延误病情。

临床处理黑痣，多采用激光、冷冻、手术切除等方法，这些方法能精准控制治疗范围和深度，降低感染与恶变风险。因此不建议自行使用此方，若特殊情况要用，务必在专业中医师指导下，严格把控剂量、炮制和操作，做好消毒护理，出现不适应及时就医。

去粉痣

益母草_{烧灰} 鹦条石各等分

上，和匀调敷。

✿ **方药简释** 1. **益母草**：唇形科植物益母草的新鲜或干燥地上部分。具活血调经、利尿消肿、清热解毒之效，主治月经不调、痛经经闭、水肿尿少、疮疡肿毒等。煅烧成灰后，收敛止血、蚀疮去腐之力增强。2. **鹦条石**：记载较少，或为地方俗称或别称。结合用药逻辑推测，可能为"英石"（石英石）的误写。

✿ **主要成分** 益母草灰含碳酸钾和钙、镁等无机成分，以及煅烧后残留的生物碱、黄酮类化合物。

✿ **用　　法** 取益母草干燥全草煅烧至炭化，过筛成灰；鹦条石研为细粉，与益母草灰按比例混合，调成糊状外敷于粉痣处。

✿ **点评指导** 中医学认为，粉痣多因气血凝滞、湿热蕴结皮肤所致，方中益母草灰借碱性成分腐蚀痣体，符合古代"以蚀为主"的外治思路。但益母草灰的碱性可能灼伤皮肤，引发感染或瘢痕，且中药蚀痣缺乏剂量规范研究，临床不推荐作为首选。目前针对粉痣（如色素痣、皮脂腺痣），激光、电灼或手术切除更具安全性和精准性，尤其对短期内增大、变色的痣体，需先经皮肤科检查排除恶变可能，避免盲目使用偏方延误病情。

治美人面上粉刺方

益母草_{烧灰，一两}　肥皂一两

共捣为丸，日洗三次，十日后粉刺自然不生。须忌酒、姜，免再发也。

❀ **方药简释**　**肥皂：**豆科植物皂荚的果实。功效为祛痰开窍、散结消肿，主治中风口噤、喘咳痰壅、痈肿疮毒。

❀ **主要成分**　益母草灰含碳酸钾和钙、镁等无机成分，以及煅烧后残留的生物碱、黄酮类化合物。

❀ **用　　法**　取益母草干燥全草煅烧炭化研粉，肥皂研末，等比例混合，加水捣丸。使用时取丸加水溶解。

❀ **点评指导**　此方以益母草灰燥湿蚀垢、皂荚清洁去脂，针对粉刺"湿热瘀滞"病机，符合"去垢腻、清血热"外治原则。但需注意：益母草灰碱性及皂荚皂苷可能破坏皮肤屏障，过度清洁可加重痤疮。临床推荐外用维 A 酸类等药物，安全性有效性更优。当然，中、重度的粉刺需及时就医。

治粉刺黑斑方

五月五日，收带根天麻白花者、益母紫花者。天麻晒干烧灰，却用商陆根捣自然汁加酸醋作一处，绢绞净，搜天麻作饼，炭火煅过，收之半年方用，入面药尤能润肌。

❀ **方药简释**　1.**天麻**：兰科植物天麻的干燥块茎。具息风止痉、平抑肝阳、祛风通络之效，主治肝风内动、惊痫抽搐、眩晕头痛等。2.**商陆根**：商陆科植物商陆或垂序商陆的干燥根。具逐水消肿、通利二便、解毒散结之效，主治水肿胀满、痈肿疮毒等。3.**醋酸**[①]：以米、麦等发酵制成的酸性液体。具散瘀止血、解毒消肿之效，主治瘀血疼痛、痈肿疮毒等。

❀ **主要成分**　天麻灰含天麻素衍生物、碳酸盐；益母草含益母草碱、黄酮类；商陆根含商陆皂苷、商陆毒素；酸醋主要成分为醋酸（3%~5%），含氨基酸等。

❀ **用　　法**　天麻晒干煅灰，商陆根捣汁与酸醋混合，绢滤后调天麻灰成饼，炭火煅烧，半年后掺入面脂使用。

❀ **点评指导**　五月初五采制药材的习俗记载于《荆楚岁时记》，古人认为此日"阳气至盛，百药成"，赋予药方更多神

---

① 《本草衍义》载其"入面药，消斑除皱"，其酸性可软化角质，辅助药物渗透。

秘色彩。唐代《千金翼方》中也记载了诸多端午采药制方的案例，体现古人对天时与药效关系的探索。

　　本方中天麻灰、益母草灰燥湿活血，商陆根汁散结，酸醋软化角质，有"清湿热、通气血"之效。但黑斑成因复杂，从现代医学角度看，商陆含毒性皂苷，外用可能致接触性皮炎；酸醋浓度高易破坏皮肤屏障。药物煅烧久存对毒性影响尚不明确。建议先明确病因，再规范治疗。

治面上酒皶粉刺方

硫磺　白矾　白附子　密陀僧各一钱　白蔹
上，为细末。用猪爪一只，水三杓，熬成稠膏，去渣，以布滤过，入药末。每夜取一指于掌心，呵融搽之，不过六七日见效。

❀ **方药简释**　**1. 硫磺（硫黄）：**自然元素类矿物硫族自然硫，主含硫。外用具解毒杀虫疗疮之效，内服可补火助阳通便，主治疥癣、秃疮、湿疹、阴疽恶疮等。**2. 白矾：**硫酸盐类矿物明矾石经加工提炼制成的结晶。外用能解毒杀虫、燥湿止痒，内服可止血止泻、祛除风痰，主治湿疹、疥癣、脱肛、痔疮、聤耳流脓等。

❀ **主要成分**　硫黄主含单质硫；白矾主含水硫酸铝钾；白附子含β-谷甾醇；密陀僧主含氧化铅；白蔹含黏液质、淀粉等；猪爪膏含胶原蛋白，可作为基质增强药物附着性。

❀ **用　　法**　诸药研末，过筛混匀；猪蹄熬膏，纱布滤渣，掺入药末搅匀。每晚取适量于掌心搓热，均匀搽于患处。

❀ **点评指导**　此方以硫黄、白矾为主药，配伍解毒散结之品，契合中医学对酒皶粉刺"血热夹湿"的病机认识。古代医家对酒皶鼻的记载可追溯至《外科正宗》，称"肺风、粉刺、酒皶鼻三名同种，总由血热郁滞不散"，而硫磺外用疗疮的用法，在唐代《海药本草》中已有"治虫疮，白癞，病疬，风癣，瘙痒"的记载。宋代《太平惠民和剂局方》亦收录类似方剂，常以硫磺配伍矾石治疗皮肤湿毒，体现"以毒攻毒、燥湿解毒"的治则。

从现代医学角度看，硫黄可调节表皮细胞代谢，抑制痤疮丙酸杆菌，白矾的收敛作用能减少皮脂分泌，但二者均具刺激性，可能破坏皮肤屏障。密陀僧中的铅离子虽有抑菌效果，但长期使用存在重金属蓄积风险。猪爪膏作为基质的原理，与现代外用制剂的"油脂性基质"概念相似，可增强药物渗透性，但需注意微生物污染问题。

如今临床治疗酒齄鼻，多采用甲硝唑、壬二酸等外用药物，或联合激光、光子治疗，安全性与有效性更具保障。鉴于此方中有毒成分较多，不建议自行使用，需在专业医师指导下辨证施治，避免引发接触性皮炎或重金属损伤。

治妇人酒皶鼻及鼻上有黑粉痣

生硫磺五钱　杏仁二钱　轻粉一钱

上，为末，每晚用酒调和，敷搽鼻上，早则洗，数次绝根。

❀ **方药简释**　1. **生硫磺（硫黄）**：自然元素类矿物硫族自然硫，主含硫。外用具解毒杀虫疗疮之效，内服可补火助阳通便，主治疥癣、秃疮、湿疹、阴疽恶疮等。2. **轻粉**：水银、白矾、食盐等经升华法制成的氯化亚汞。外用攻毒杀虫、敛疮止痒，内服逐水通便，主治疥癣、梅毒、疮疡溃烂等。

❀ **主要成分**　硫黄主含单质硫；杏仁含苦杏仁苷、脂肪油（主要为油酸、亚油酸）、蛋白质及维生素 B_1 等；轻粉主含氯化亚汞，遇光或热易分解为汞和氯化汞，毒性增强。

❀ **用　　法**　将硫黄、杏仁（去皮尖研细）、轻粉分别研为极细末，过筛混匀；每晚取适量药末用温酒调和成糊状，均匀敷于鼻部患处，次晨用温水洗净。

❀ **点评指导**　古代美容方中"以毒养颜"的现象屡见不鲜，如今随着医学进步，此类含剧毒成分的方剂已逐步被淘汰，建议患者优先选择规范的现代医学手段。

去靥涂面方

轻粉五分　朝脑五钱　朱砂　川粉　山柰　鹰粪　干
胭脂各一钱

以上为细末，唾津涂调搽面。

❀ **方药简释**　1. **朝脑**：即樟脑，为樟科植物樟的枝、干、叶经蒸馏提取的结晶。具开窍醒神、辟秽止痛、消肿止痒之效，外用主治疥癣瘙痒、跌打伤痛等。2. **川粉**：疑为"川产铅粉"（古代称"铅华"）。具消积、杀虫、解毒之效，外用可增白、敛疮。古代常作为面脂基质，借重金属收敛性吸附皮肤杂质。3. **干胭脂**：以红蓝花、紫草等植物色素制成的化妆品。

❀ **主要成分**　轻粉含氯化亚汞、樟脑含樟脑萜；朱砂含硫化汞；川粉（铅粉）含碱式碳酸铅；山柰含挥发油（主要为对甲氧基肉桂酸乙酯）及黄酮类；鹰粪含尿酸与无机盐；干胭脂含胭脂红酸与黄酮类化合物。

❀ **用　　法**　诸药研细末，过筛混匀，用时以唾液调涂。

❀ **点评指导**　唾液调药源于《肘后备急方》"以唾涂之润之"的说法。虽承载文化记忆，却需在科学视角下谨慎对待。

取靥五灰膏

桑柴灰　小灰　柳柴灰　陈草灰　石灰
上件，五灰用水煎浓汁，入酽醋点之，凝定不散
收贮。

❀**方药简释**　1. **桑柴灰**[①]：桑科植物桑的枝干燃烧后的灰
烬。具软坚散结、蚀疮去腐之效，主治瘰疬、痈疽、疣痣等。
2. **小灰**：疑为藜科植物地肤子或禾本科杂草燃烧后的灰烬。
3. **柳柴灰**：杨柳科植物垂柳的枝干灰烬。具清热解毒、敛疮消
肿之效，主治疮疡溃烂、湿疹等。4. **陈草灰**：陈年草本植物
（如艾草、青蒿）燃烧后的灰烬。具温经通络、消斑去痣之效，
利用长时间陈化增强碱性。5. **石灰**：石灰岩经煅烧而成的氧化
钙。具蚀疮去腐、生肌止血之效，主治痈疽疔疮、疣痣、外伤
出血等。

❀**主要成分**　桑柴灰含碳酸钾、碳酸钙、硅酸盐；小灰
疑含碳酸钾、草酸钙；柳柴灰含钾盐、钙镁氧化物；陈草灰含
碳酸钾、微量元素；石灰主含氧化钙，遇水生成氢氧化钙，具
强碱性。

❀**用　　法**　诸药混合，煎至汁液浓稠，加适量酽醋贮
存备用。

[①] 《本草纲目》：桑柴灰，去黑子，蚀恶肉。

❀**点评指导** 此方以五味草木灰配伍石灰，借碱性成分腐蚀赘痣。且古人认为"诸灰相济，其蚀更速"。从现代医学看，五灰中的碳酸钾、氢氧化钙等成分具强碱性，可破坏痣体细胞蛋白，有一定去痣的效果。这种"以毒攻毒"的用药思路，与现代化学剥脱术（如果酸焕肤）的原理有相通之处，却因缺乏剂量规范而风险较高。《医宗金鉴》曾记载"石灰苛性最烈，用时须斟酌厚薄"，提示古人已意识到其刺激性。

如今临床多采用激光、电离子等物理疗法，可精确作用于痣体，降低感染与留疤风险。尤其对迅速增大的痣体，需先经皮肤镜检查排除恶变，选择科学安全的诊疗方案。

夜容膏治䵟风刺面垢

白芷　白牵牛头末　玉女粉　密陀僧　鹰条　白檀
白茯苓　白蔹　白丁香　白及

上，各等分，为细末，鸡清和为丸，阴干，每用唾
津调搽面，神效。

❀ **方药简释**　1.**白檀**：檀香科植物檀香的心材。具行气温
中、开胃止痛之效，外用可芳香辟秽、润泽肌肤。2.**白丁香**：
麻雀的干燥粪便。可消积、明目、解毒，主治积聚、目翳、痈
疽疮疖等。

❀ **主要成分**　玉女粉含碱式碳酸铅，白牵牛头末含牵牛
子苷，密陀僧含氧化铅，鹰条（鹰粪）含尿酸，白檀含挥发油
（主成分为 α-檀香烯、β-檀香烯），白茯苓含茯苓多糖、三萜
酸，白蔹含黏液质、黄酮类，白丁香含尿酸及无机盐，白及含
白及胶。

❀ **用　　法**　诸药研为极细粉末，以鸡蛋清调和制成丸
剂，阴干保存。使用时取少量药丸以唾液溶解调糊，均匀涂搽
面部。

❀ **点评指导**　此方以"十白"药材为主，取"以白治黑"
之意，古代常用于改善面部粉刺、色斑。方中玉女粉见于宋代
《琐碎录》："玉女粉以绿豆粉、蚌粉合之，夜敷旦洗，面如白
玉"，反映当时化妆品对增白剂的依赖。

青楼美人时疮后面上有靥痕方

人精二钱　鹰屎白二钱

和匀，加蜜少许，涂上二三日，即光，亦可治瘢。

❀ **方药简释**　**人精**：即何首乌①，蓼科植物何首乌的干燥块根。具补肝肾、益精血、强筋骨、解毒散结之效，主治血虚萎黄、须发早白、腰膝酸软等。外用可敷疮肿，消痈毒。

❀ **主要成分**　何首乌含大黄素、大黄酚、何首乌苷、卵磷脂等；鹰屎白含尿酸、尿素、无机盐（如钙、磷）及少量蛋白质。

❀ **用　　法**　取何首乌干燥块根研为细粉，鹰屎白研末，等比混合，加适量蜂蜜调成糊状，均匀涂抹于面部靥痕处。

❀ **点评指导**　时疮，古代多指性病或感染性皮肤病，本方明言为治感染后遗留的瘢痕。何首乌配伍动物粪便的组方思路在文献中也有记载，如"人精配禽粪，蜜涂治疮瘢"等。但从现代医学视角看，中药外用治瘢痕需关注过敏及刺激性，尤其对感染后皮肤损伤，需先控制炎症再行修复。建议在皮肤科医师指导下规范处理，避免因偏方使用延误时机。

---

①　因何首乌块根常呈人形，古代部分方剂中称其"人精"，取"形神相应"之意，如《外科启玄》载"人精研末，调蜜涂疮痕，取其润肌"。

美人面上忽生白驳神方

鳗鲡鱼脂火炙出，一两

先拭驳上，刮使燥痛，后以油涂之，神效。

✤ **方药简释**　**鳗鲗鱼脂：**即鳗鲡鱼脂肪，鳗鲡为鳗鲡科动物，其脂具滋阴润燥、祛风杀虫、润肤生肌之效。

✤ **主要成分**　不饱和脂肪酸、维生素 A、维生素 D、卵磷脂等。

✤ **用　　法**　文火炙烤至鱼皮下脂肪融化渗出，收集冷凝油脂，用时先清洁皮损处，并轻刮至有燥痛感，再以鱼脂涂擦患处。

✤ **点评指导**　白驳，中医学病名，又有"白驳风""白癜"等名称，相当于西医学的"白癜风"。是一种以大小不同、形态各异的皮肤变白为主要临床表现的局限性色素脱失性皮肤病。此白斑可发生于任何部位、任何年龄，单侧或对称，大小不等，形态各异，边界清楚；亦可泛发全身；慢性病程，易诊难治。中医认为该病多因风邪侵扰，气血失和，脉络瘀阻所致。

《外科正宗》《证治准绳》等均有动物油脂治白驳的记载，此方以鳗鲡鱼脂润燥，配合刮擦活血、促进渗透，体现中医"以脂补肤、以通为用"思路。但需注意，刮擦皮肤有可能引发感染或同形反应（白癜风患者外伤可能诱发白斑扩大）。建议在医师指导下规范治疗。

治美人面上皴路方

大猪蹄四枚，洗净

煮浆如胶，临卧时，用涂面上，早以浆水洗之。半月后，面皮细急如童女。

❀ **方药简释** **猪蹄：** 猪科动物猪的四肢。药食同源，具补气血、润肌肤、填肾精之效，主治虚劳羸瘦、产后乳少、皮肤皲裂等。

❀ **主要成分** 胶原蛋白、弹性蛋白、氨基酸等。

❀ **用 法** 取猪蹄4个，煎煮至汤汁浓稠如胶状，临睡前将胶液涂抹于面部，次日清晨洗净。

❀ **点评指导** 古人认为猪蹄"滋而不腻，润可去枯"，对血虚风燥所致的皮肤皱纹有良效，在《千金要方》《千金翼方》中也记载了许多以猪蹄为原料的美容面药，反映古代对胶原蛋白美容的实践探索。

虽然从现代医学角度讲，猪蹄中的胶原蛋白分子量较大，直接外敷难以透皮吸收，需经酶解等工艺处理才具生物活性，但其水解产物（小分子肽）可被皮肤吸收，促进成纤维细胞合成胶原，改善皮肤含水量。且此方用法与现代睡眠面膜相似，体现了跨越千年的美容智慧。

又妙方

麋角二两

用蜜水细磨如糊，常用涂面，光彩照人可爱。

❀ **方药简释**　**麋角：** 鹿科动物麋鹿的角。古医籍记载其内服可补肾阳、益精血，外用具活血润肤、荣颜增光之效。

❀ **主要成分**　角蛋白、胶原蛋白、氨基酸、矿物质等。

❀ **用　　法**　麋角用蜂蜜水磨成糊状，用以涂面。

❀ **点评指导**　麋鹿为国家一级保护动物，其角属受保护野生动物制品，非法使用涉嫌违法；麋角蛋白未经现代工艺水解，大分子难以透皮吸收，美容效果或依赖蜂蜜保湿；自制糊剂易被微生物污染，可能引发过敏反应。如今美容领域已通过人工合成角蛋白肽等成分替代，既保证功效又避免伦理争议，建议选择正规护肤品并注重内调。本书古方多具历史研究价值，需在科学与生态保护前提下理性看待其美容思路的启发意义。

唇齿部

治冬月唇面皱裂方

用猪脂煎熟，夜敷面卧，远行野宿不损。

❀ **方药简释**　**猪脂**：猪科动物猪的脂肪。能滋阴润燥、补虚止咳，内服主治体虚便秘、燥咳，外用可润泽肌肤、缓解皱裂。

❀ **主要成分**　饱和脂肪酸、不饱和脂肪酸、维生素 E 等。

❀ **用　　法**　猪脂煎出油，滤渣冷却备用。临睡前取适量猪脂均匀涂抹于皱裂处。

❀ **点评指导**　此方以猪脂外用治疗冬月皮肤皲裂，与现代凡士林等封闭性保湿剂的原理相似。猪脂在古代是常用的护肤原料，如汉代《伤寒论》已记载"猪脂膏摩之"治疗皮肤疾病，宋代《太平惠民和剂局方》亦收录以猪脂为基质的面脂方。猪脂中的脂肪酸组成与皮肤天然脂质相近，可增强屏障功能，此外来源天然安全，可食用，用于唇部也非常适合。此方虽简单，却蕴含"就地取材、以简治疾"的生活智慧。

治冬月唇干折出血

用桃仁为细末，猪脂调敷。

❀ **方药简释**　桃仁：蔷薇科植物桃或山桃的干燥成熟种子。内服能活血祛瘀、润肠通便，外用可活血润燥、生肌敛疮。

❀ **主要成分**　苦杏仁苷、桃仁苷、挥发油、脂肪油等。

❀ **用　　法**　桃仁研细末，与猪脂混合成膏备用。

❀ **点评指导**　此古方以"活血＋保湿"为核心，兼具现代医学"改善循环＋修复屏障"的作用：桃仁脂肪油补充唇部脂质，活血成分加速修复；猪脂封闭保湿符合"湿性愈合"理论。但需注意桃仁含苦杏仁苷，敏感肌或儿童慎用，猪脂未提纯易含杂质。现代临床推荐含尿囊素、维生素 E 的润唇膏或医学护唇产品，成分更精纯。古方"活血润燥"思路对现代美容有启发，部分修复唇膏会添加活血成分结合油脂基质，同时建议内服滋阴等食物改善根本。

常用白牙散

石膏四两　香附一两　白芷　甘松　山柰　藿香　沉
香　零陵香　川芎各二钱半　防风五钱　细辛二钱五分
上，为末，每日早晨常用。

❀ **方药简释**　**1. 石膏：**硫酸盐类矿物硬石膏族石膏。功
效为解肌清热、除烦止渴，主治热病壮热不退、心烦神昏、口
渴咽干、肺热喘急、胃火头痛、牙痛等，煅敷生肌敛疮，外
治痈疽疮疡。**2. 防风：**伞形科植物防风的干燥根。功效祛风解
表、胜湿止痛、止痉，主治外感表证、风疹瘙痒、风湿痹痛、
破伤风、脾虚湿盛。

❀ **主要成分**　石膏主含硫酸钙（$CaSO_4 \cdot 2H_2O$），煅烧后
脱水为 $CaSO_4$，具收敛作用；香附含挥发油（香附烯、香附
酮）、黄酮类（香附苷）、生物碱等，挥发油具抗菌活性；白芷
含香豆素类（白芷素、欧前胡素）、挥发油（榄香烯）、脂肪酸
等，香豆素抗炎抑菌；甘松含挥发油（甘松酮、缬草酮）、黄
酮类，挥发油镇静抗菌；山柰含山奈酚、山奈素、挥发油（对
甲氧基桂皮酸乙酯），山奈酚抗氧化抑菌；藿香含挥发油（广
藿香酮、广藿香醇）、黄酮类，广藿香酮抑制口腔细菌；沉香
含挥发油（沉香螺萜醇、白木香酸）、树脂、黄酮类，挥发油
抑菌并改善气味；零陵香含挥发油（灵香草醛、柠檬烯）、黄
酮苷，挥发油芳香除臭；川芎含川芎嗪、阿魏酸、挥发油（藁

本内酯）、川芎嗪扩张血管、改善牙龈微循环；防风含色原酮类（防风素）、挥发油、多糖，色原酮类抗炎镇痛；细辛含挥发油（甲基丁香酚、黄樟醚）、生物碱，甲基丁香酚麻醉镇痛及抗菌。

❀ **用　　法**　诸药研细末，每日早晨取适量药粉，以牙刷或洁净纱布蘸取轻擦牙齿及牙龈，或干擦后温水漱口。

❀ **点评指导**　此为古代洁牙护齿名方，以"清热泻火、理气除臭、活血止痛"为核心，兼具清洁与调理功效。石膏清胃火、收敛疮口，能抑制牙菌斑、缓解牙龈炎症；香附、藿香等挥发油抑制变形链球菌、金黄色葡萄球菌等口腔致病菌，类似现代牙膏抗菌剂；川芎活血改善牙龈血供，细辛镇痛，符合牙周组织修复理念。美中不足的是，细辛含马兜铃酸，长期使用有肾毒性风险；药粉颗粒不均可能磨损牙釉质。

从现代启示看，芳香类药材（甘松、零陵香）为天然除臭剂，可启发现代草本牙膏香型调配；石膏收敛作用与现代牙膏"摩擦剂+收敛剂"思路相似，可辅助改善牙龈出血。此方通过"清胃火、行气滞、祛风邪"综合调理口腔环境，对现代"功能性口腔护理"有借鉴价值，适合追求天然成分、改善口气及轻度牙龈不适者。建议结合现代护理方式，搭配含氟牙膏、定期洗牙，必要时应就医。

治女人齿黑重白方

松节烧灰，一两　软石膏一两

研末频擦，一月雪白。须忌甜酒、大蒜、榴、枣、蜜糖。

❀ **方药简释**　**1. 松节**[①]：松科植物马尾松、油松或同属植物的干燥分枝结节。功效为祛风除湿、活血止痛，主治风湿痹痛、历节风痛、跌打损伤等。**2. 软石膏**：即石膏，为硫酸盐类矿物硬石膏族石膏。内服解肌清热、除烦止渴，外用煅敷生肌敛疮，主治胃火牙痛、口疮等。

❀ **主要成分**　松节灰含碳酸钾、碳酸钙等；软石膏含硫酸钙。

❀ **用　　法**　两药研末混匀，每日取适量药粉，干擦牙齿表面。用药期间忌食甜酒、大蒜、石榴、红枣、蜜糖等，因甜食易致牙菌斑滋生，大蒜、石榴等色素丰富，可能加重牙齿染色。

❀ **点评指导**　此方合理性在于松节灰中的碳酸钾具弱碱性，可破坏牙菌斑基质，辅助去除轻度色素；石膏粉末的摩擦作用类似现代牙膏中的摩擦剂，能机械性清除牙面污渍。局限性在于缺乏氟化物，无防龋功效，且碱性成分可能损伤牙釉质；长期频繁干擦易导致牙本质敏感，对重度四环素牙、氟斑牙无效。

---

① 《本草纲目》：松节烧灰，敷痛疽，能止痛生肌。

乳部

妇人无乳

通草三钱　穿山甲炒成珠，为末，一分二钱半

雄猪前蹄，煮烂去肉煎药，先服肉，次药。

❀ **方药简释**　**1. 通草：**五加科植物通脱木的干燥茎髓。功效为清热利尿、通气下乳，主治湿热淋证、水肿尿少、乳汁不下。**2. 穿山甲**①：鲮鲤科动物穿山甲的鳞片。功效为活血消癥、通经下乳、消肿排脓，主治经闭癥瘕、乳汁不通、痈肿疮毒等。

❀ **主要成分**　通草含通草多糖、氨基酸（如赖氨酸、缬氨酸）、微量元素（钾、钙、镁等）及脂肪、蛋白质等。

❀ **用　　法**　猪蹄煮至肉烂，去肉留汤，加入药材再煎，先食猪蹄肉，再服药汤。

❀ **点评指导**　此方以"通利气血、滋补化源"为核心，体现中医"以通为用、以补为固"的下乳思路。方中穿山甲禁用，可用王不留行等代替，王不留行能走血分，乃阳明冲任之药，俗有'穿山甲，王不留，妇人服了乳长流'之语。

此外，哺乳应保持规律，哺乳前可热敷乳房；饮食上多补充维生素及水分；避免焦虑情绪，必要时可配合催乳按摩或针灸（取乳根、膻中、少泽等穴）。

---

①　穿山甲属国家一级保护动物，根据《野生动物保护法》，非法猎捕、交易、使用均属违法行为。

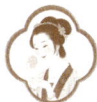

女人乳无汁方

天花粉二钱

滚汤调服，日二进，夜汁流出。外用京三棱煎汤洗。

❀ **方药简释** 1. **天花粉**：葫芦科植物栝楼或双边栝楼的干燥根。功效为清热泻火、生津止渴、消肿排脓，主治热病烦渴、肺热燥咳、内热消渴、疮疡肿毒等。2. **京三棱**：黑三棱科植物黑三棱的干燥块茎。内服破血行气、消积止痛，主治癥瘕痞块、痛经、瘀血经闭等。外用活血通络，改善乳房局部气血运行。

❀ **主要成分** 天花粉含天花粉蛋白、氨基酸、皂苷、多糖及微量元素等；京三棱含挥发油（如莪术醇、三棱酮）、黄酮类等。

❀ **用　　法** 天花粉开水冲调后内服，每日 2 次；京三棱煎汤，放至常温后清洗乳房（避开乳头）。

❀ **点评指导** 此方以天花粉内服、京三棱外用治疗妇人乳无汁，其组方思路暗藏古代医家对"津液与乳脉"关系的精妙认知。天花粉虽非传统通乳要药，却借"清热生津"之性暗合"津液充则乳汁化"的理论。如清代《得配本草》曾记载一则趣闻：某产妇因暑热伤津致乳少，名医吴瑭以天花粉配伍麦冬、芦根煎服，竟获"夜汗出而乳自涌"之效，可见古人善用清热药间接调畅津液。外用京三棱则体现"以通为用"的智慧，据《本草衍义补遗》记载，元代医家朱震亨曾见民间以三棱汤洗乳房治乳结，遂将其纳入通乳外用方，谓其"破血中之气滞，如铁犁耕土而乳络自通"。

需警惕的是，天花粉在《本草纲目》中亦被记作"能坠胎"，其蛋白成分可能通过乳汁影响婴儿，而京三棱的破血作用对产后气血虚弱者尤需谨慎 笔者就曾见过一则误用三棱导致乳少加重的医案，须牢记"产后宜补宜通，不可纯用攻破"。

如今科学催乳更推崇"内分泌－营养－心理"三维调节，配合乳腺按摩及哺乳技巧（如规律哺乳、正确含接姿势等）。如需用药，也务必结合个体辨证，若属气血不足型乳少，盲目使用天花粉反会伤正，不可不慎。

女人乳肿神方

杨柳根皮四两

水熬烂，温熨肿处，一宿愈。

❀ **方药简释**　**杨柳根皮**：杨柳科植物垂柳或旱柳的干燥根皮。《本草纲目》载："柳根皮，功同柳絮，能走血分，消痈肿"，《千金要方》亦提及"柳根皮煮汁，熨乳痛，消肿胀"。

❀ **主要成分**　柳苷、水杨苷、黄酮类（如槲皮素）、鞣质、酚酸类化合物及微量元素。

❀ **用　　法**　杨柳根皮加水煮烂，放至温热，敷于乳房肿胀处。

❀ **点评指导**　中医学谓"柳为至阴之木，其根皮善清血分之热，乳肿乃肝胃郁热所致，故能应手而愈"。现代研究表明，杨柳根皮中的水杨苷类似阿司匹林的作用，可抑制前列腺素合成，减轻炎症反应，黄酮类成分则能改善乳腺组织的充血水肿，与西医学"早期乳腺炎热敷＋抗炎"的治疗原则不谋而合。但需注意，此方可用于急性乳腺炎初期（红肿未溃时），若乳肿已化脓或伴高热，需及时结合抗生素治疗，避免延误病情。此古方的价值更多在于启示"天然植物抗炎"的思路，其简便验廉的特点仍值得基层医疗借鉴。

又方

马溺，涂之立愈。

❀ **方药简释** 马溺：白马尿，《本草纲目》载："白马尿，辛寒无毒，主妇人乳肿、瘰疬、疮疡。"

❀ **主要成分** 水分、尿素、尿酸、肌酐、无机盐。

❀ **用　　法** 外涂。

❀ **点评指导** 汉代《五十二病方》中有"畜尿疗疮"的记载，古埃及、古希腊医学中也有使用动物尿液治疗皮肤病的记载，如希波克拉底曾用驴尿治疗溃疡。现代已从尿液中提取尿素制成药膏（如尿素软膏），用于治疗角化性皮肤病。此古方的价值在于启示"天然抗菌物质外用"的思路。

治乳毒

胡芦巴 焙燥为末，一两　白芷三钱　乳香　没药各一钱
无灰酒调服。

❀ **方药简释**　1.**胡芦巴**：豆科植物胡芦巴的干燥成熟种
子。功效为温肾祛寒、行气止痛，主治寒疝腹痛、睾丸偏坠、
痛经、寒湿脚气等。2.**无灰酒**：指未添加石灰的酒，古代认为
石灰制酒易致燥烈，无灰酒性较平和，可通血脉、行药势。

❀ **主要成分**　胡芦巴含胡芦巴碱、薯蓣皂苷、黄酮类；
白芷含白芷素、欧前胡素、挥发油；乳香含α-蒎烯、β-蒎烯、
乳香酸；没药含丁香油酚、没药酸等。

❀ **用　　法**　诸药研末，无灰酒调和送服。

❀ **点评指导**　据《女科秘要》记载，明代医家傅青主曾
用此方治一妇人"左乳硬结如石，皮色不变，痛引肩背"，谓
"乳毒非独阳明胃热，多因肾寒血凝，故以胡芦巴暖肾，乳没
活血，酒行药势，三服而结散痛止"。此方剂以"温肾活血、
消肿止痛"为核心，配伍颇具巧思，其用药经验仍可为现代方
剂配伍提供参考。

治乳痈

虾蟆皮 初服七株，次服倍用　青桑头 初服七枝，次服倍用

上，二物一处研细，冬则用根，酒解随量饮；其渣加蜜于中，敷乳上，即用草芎、白芷、荆芥煎汤熏洗。每服药一次，即洗一次。如未效，以龙舌草即蔓尾草、忍冬藤二件，研细蜜调敷，仍服托里散。如毒已了，先用桐油调盐搽了，用后药：

水枝叶　黄花草即金钱花　水苋　青桑头

上，细研，蜜调敷之。

❀ **方药简释**　1. **虾蟆皮**：蟾蜍科动物中华大蟾蜍或黑眶蟾蜍的皮肤[1]。功效清热解毒、拔毒散结，尤善治热毒壅滞所致乳痈。2. **青桑头**：即桑枝。利关节、通经络、行水气，尤善治上肢肩臂痛。3. **龙舌草**：水鳖科植物水车前的全草。具清热解毒、利水消肿之效。4. **托里散**：出自《医学正传》卷六引《备急千金要方》，主治背疽并诸恶疮。5. **水枝叶**：疑为蔷薇科植物水杨梅的枝叶。功效清热解毒、消肿敛疮，外用可治疮疡溃烂。6. **黄花草**：百合科植物黄花菜的干燥花。具养血平肝、消肿解毒之效[2]，外用可消肿止痛。8. **水苋**：苋科植物水苋菜

---

① 蟾蜍属"三有"保护动物，现代多以干蟾皮入药。

② 《本草纲目》：黄花菜，利湿热，宽胸膈，治妇人乳结。

香奁闰色
古代女子美容保健指南

的全草。具清热利湿、解毒消肿之效，可辅助消散乳肿。

❀ **主要成分**　虾蟆皮含蟾蜍毒素；桑枝含桑色素、槲皮素；忍冬藤含绿原酸、异绿原酸、黄酮类；龙舌草含多糖、氨基酸等。

❀ **用　　法**　①干蟾皮、青桑头（冬用根）研粉，混合后加适量温酒调匀，根据酒量饮服。药渣加蜂蜜调成糊状，外敷乳房肿胀处，同时取川芎、白芷、荆芥煎汤熏洗患处；②若未愈，取龙舌草、忍冬藤研细加蜜调敷，内服托里散；毒邪消退后，先用桐油调食盐擦拭患处，再将水枝叶、金钱花、水苋、青桑头研细，蜜调敷巩固。

❀ **点评指导**　此方以虾蟆皮"以毒攻毒"直折热毒，青桑头"活血通经"疏畅乳络，酒与蜜分别作为"行药势"与"和药性"的基质，形成内服外敷的立体疗法。然虾蟆皮毒性较强，过量可致恶心呕吐、心律失常，明代《本草蒙筌》就记载过"服蟾皮过剂，致舌麻心悸"的医案，现代应用需经炮制并严格控量。

又方

九牛叶一握，研细酒调服，滓敷乳上，即效。

❀ **方药简释**　**九牛叶**：豆科植物千斤拔的叶片，又名"九牛力""千金坠"。民间草药典籍《岭南采药录》载"九牛叶，壮筋骨，消痈肿，治妇人乳痈初起"，其名源于"力能胜九牛"的意象，形容其消肿散结之力强劲。

❀ **主要成分**　黄酮类化合物（如槲皮素、山柰酚）、生物碱（千斤拔碱）、甾体皂苷及氨基酸等。

❀ **用　　法**　九牛叶一握（约30g），洗净晾干后捣烂成泥，加适量温米酒调匀，滤取药汁顿服，药渣敷于乳房肿胀处。

❀ **点评指导**　据传岭南地区畲族蓝氏曾用此法治愈多位哺乳期妇女的"奶结"，谓"九牛叶得酒力，如牛犁田，能破乳络之瘀结"。此外，千斤拔在东南亚传统医学中也被用于治疗软组织炎症，与中医学应用不谋而合。现代研究表明，九牛叶的黄酮类成分类似非甾体抗炎药，可抑制环氧化酶（COX）活性，减轻炎症疼痛，而米酒扩张血管的作用能加速药物吸收，形成"内服抗炎＋外敷促循环"的协同效应。

又方

鼠粪_{两头尖者，一合}

收干铜杓焙燥，以麻油小半盏拌匀，再焙干，约手
捻得开，用无灰酒调，作二次服之，出脓即收口矣。

❀ **方药简释**　**鼠粪**：家鼠的干燥粪便。功效导浊行滞、
清热通瘀，治伤寒劳复发热、腹痛、淋浊、经闭、乳痈、鼠瘘
及疗肿等。

❀ **主要成分**　蛋白质、脂肪、纤维素和酶类等。

❀ **用　　法**　将鼠粪置铜杓中焙干，加麻油拌匀，再焙
干，以手捻即碎为度，研末用无灰酒调匀，分 2 次服。

❀ **点评指导**　鼠粪入药并不罕见，非常有名的活血祛瘀
药五灵脂就是鼯鼠科动物橙足鼯鼠和飞鼠的干燥粪便。其生用
可活血止痛，治疗心腹血气诸痛，还可用于治疗毒虫咬伤。炒
制后可止血，治疗妇女血崩、月经过多等症。

除鼠粪外，其他动物粪便可入药的也不胜枚举，如鸡矢
白、夜明砂、望月砂、白丁香等，《本草纲目》中记载的动物
粪便药高达 50 余种。但粪便易携带细菌（如大肠杆菌、沙门
氏菌）、寄生虫卵等，未经严格消毒可能引发感染，如需使用，
应选择符合标准的中药材。

又方

雄黄一钱　木梳内油腻二钱

上糊为丸，雄黄为衣，好酒送下，立效。

❀ **方药简释**　**雄黄**：硫化物类矿物雄黄的矿石。功效解毒杀虫、燥湿祛痰、截疟，主治痈肿疔疮、蛇虫咬伤、虫积腹痛等。

❀ **主要成分**　硫化砷。

❀ **用　　法**　诸粉糊丸，外层裹雄黄粉为衣，以酒送服。

❀ **点评指导**　雄黄被誉为"解百毒"的灵药，可治疮痈肿毒、积聚恶疮、虫蛇咬伤、虫积腹痛以及疥癣等病症，在现代研究中，对皮肤癌、乳腺癌、宫颈癌等多种癌症也有较高的应用价值。同时，它还是著名方剂六神丸、醒消丸中的重要药物成分，对于喉痹、痈疽肿毒等病症有着显著的治疗效果。

然而，雄黄的主要成分硫化砷遇热后易分解氧化为有剧毒的三氧化二砷，因此内服时严禁火煅。同时，阴亏血虚及孕妇应忌服，以免造成不必要的健康损害。

至于作为药引的木梳油腻，虽听起来有些匪夷所思，但《千金要方》中有用"梳垢治噎膈"，《本草拾遗》中以"油衣垢敷疮"，或许在一定程度上反映了先民"就地取材、以俗治病"的智慧。

又方 不拘内吹、外吹，但囊烂不尽者治

桑黄

上，一味，为末，好酒送下，取微汁为率。不愈再服，三日一服。

❀ **方药简释**　**桑黄**：多孔菌科真菌火木层孔菌的子实体。功效活血止血，主治血崩、血淋、脱肛泻血、带下等。

❀ **主要成分**　多糖类、三萜类化合物、黄酮类、氨基酸等。

❀ **用　　法**　桑黄研末，酒送服，以服药后身体微微汗出为度。

❀ **点评指导**　中医认为，桑黄于桑上寄生，性禀纯阳，能破血分瘀滞。得酒气则行血之力倍，血活则腐肉自化。从现代药理看，桑黄含有的桑黄多糖可通过激活 T 淋巴细胞和巨噬细胞，增强创面免疫清除能力。三萜类成分如麦角甾醇则通过抑制环氧酶 –2（COX–2）活性，减少前列腺素合成，从而减轻创面炎症反应。现代中医外科常将桑黄与黄芪、当归配伍组成"生肌散"，内服外用协同促进愈合。

又方

贝母去心

上，一味，为末，每日空心酒送下二钱，日一服，最忌色欲。

❀ **方药简释** 贝母：按产地与品种不同分为川贝母、浙贝母。川贝母为百合科植物川贝母、暗紫贝母、甘肃贝母、梭砂贝母、太白贝母或瓦布贝母的干燥鳞茎，浙贝母为百合科植物浙贝母的干燥鳞茎。有清热润肺、化痰止咳、散结消痈之效，主治肺热咳嗽、瘰疬、乳痈等。写浙贝母？还是川贝母？

❀ **主要成分** 甾体生物碱、甾体皂苷及氨基酸等。

❀ **用　　法** 贝母去心、研末，酒送服，每日1次。

❀ **点评指导** 贝母散为《普济方》收录的中医方剂，不同卷次记载的方剂组成及主治病症存在差异。其中卷三二五所载贝母散以贝母、金银花为方剂核心，主治乳痈初起肿痛，具有清热解毒、消肿散结之效。

妇人奶岩久不愈者

桦皮　油核桃俱烧存性　枯矾　轻粉少许

上，香油调敷。

❀ **方药简释**　**1. 桦皮**：桦木科植物白桦树皮。烧存性后有收敛止血、活血消肿之效。**2. 油核桃**：胡桃种仁榨油残渣。烧灰敷岩疮能拔毒生肌。**3. 枯矾**：硫酸铝钾煅制品。善蚀恶肉生好肉。

❀ **主要成分**　桦皮炭含桦木酸、多糖、黄酮及活性炭成分；油核桃炭含脂肪酸衍生物、胡桃醌；枯矾主含无水硫酸铝钾，遇水生成氢氧化铝胶体；轻粉主含氯化亚汞，释放汞离子抗菌腐蚀。

❀ **用　　法**　桦皮、油核桃分别煅烧存性研末，与枯矾、轻粉混合，香油调糊薄敷疮面。

❀ **点评指导**　奶岩，又称"乳岩"，以触之硬如岩石，溃烂深如岩穴而得名。多因郁怒伤肝，思虑伤脾，以致气滞痰凝而成；或因冲任二脉失调，气滞血凝而生。常可在患侧颈部和腋下部位发现肿大的硬块，并与周围组织粘连，类似乳腺癌。

方中桦皮炭配轻粉治乳岩溃后腐肉不脱，可谓"引药入血分，蚀腐如神"；枯矾收敛创造肉芽生长条件；轻粉汞离子虽有毒性但微量外用可抗菌，类似"化学清创"。整体配伍以"去腐生肌"为核心。

有趣的是，本方以桦皮入药，而其主要成分桦木酸作为一种天然五环三萜类物质，今天早已成为包括乳腺癌[1]在内的肿瘤研究领域的热点[2][3]，某种程度上，也是再次展现了传统方剂的现代转化潜力。

① 郭静华，赵振亚，朱军平，等. 桦木酸抗乳腺癌的作用机制研究进展［J］. 现代药物与临床，2023，38（6）：1543-1548.

② 曾安琪，陈雪，戴瑛，等. 基于 mTOR 信号通路研究桦木酸对肿瘤相关巨噬细胞复极化影响以及对非小细胞肺癌的抗肿瘤作用［J］. 中国中药杂志，2024，49（9）：2376-2384.

③ 康亚伟，钦东煜，罗广立. 桦木酸通过 JAK2/STAT3 信号通路对白血病细胞增殖和凋亡的影响［J］. 实用癌症杂志，2023，38（11）：1750-1753.

身体部

汉宫香身白玉散

白檀香—两　排草交趾真者，一两

上，为细末，暑月汗出，常用敷身，遍体生香。

❀ **方药简释**　**1.白檀香**：檀香科植物檀香的心材。可调中、开胃、止痛、辟秽。**2.排草**：报春花科植物灵香草的全草，主产于古代交趾（今越南一带）。能芳香逐秽、通窍散郁。

❀ **主要成分**　白檀香含檀香醇、檀香烯等挥发油成分；排草含灵香草醛、柠檬烯、芳樟醇等挥发油，以及黄酮苷类化合物。

❀ **用　　法**　研细末，混匀备用，用法类似爽身粉。

❀ **点评指导**　本方为汉代宫廷香身验方，以"芳香辟秽"为核心，配伍体现古人对"气味养生"的精妙认知。白檀香与排草的组合，恰如现代香水中"基调＋中调"的搭配。檀香的醇厚持久与排草的清灵明快相互调和，形成层次丰富的香气。

从现代角度看，檀香醇对金黄色葡萄球菌、大肠杆菌有抑制作用，可减少汗液分解产生的臭味物质，排草中的黄酮类成分则能清除自由基，延缓汗渍变色，与现代止汗露的"抗菌＋抗氧化"双效原理不谋而合。

涤垢散

白芷二两　白蔹一两五钱　茅香五钱　山柰一两　白丁香一两　金银茶一两　干菊花一两　辛夷花一两　甘松一两　羌活一两　蔷薇花一两　独活一两五钱　天麻五钱　绿豆粉一升　石碱五钱　马蹄香五钱　樱桃花五钱　雀梅叶五钱　鹰条五钱　麝香五钱　孩儿茶五钱　薄荷叶五钱

上，共为细末，以之擦脸、浴身，去酒刺[①]、粉痣、汗斑[②]、雀斑、热瘰[③]，且香气不散。

❀ **方药简释**　**1.干菊花**：菊科植物菊的干燥头状花序。功效疏风清热、解毒明目，善治肺经风热上攻所致的热毒疮肿。**2.辛夷花**：木兰科植物望春玉兰的花蕾。可散风寒、通鼻窍，能通过宣肺散邪改善面部气血壅滞。**3.蔷薇花**：蔷薇科植物蔷

---

① 酒刺：一般指寻常痤疮，是一种较常见的慢性炎症性皮肤疾病。整体呈现为粉刺、丘疹、脓疱、结节、囊肿以及瘢痕等特征，并伴随皮脂溢出。

② 汗斑：又称花斑癣或花斑糠疹，是由马拉色菌引起的一种慢性表浅性皮肤真菌感染。病原菌马拉色菌在大部分人的皮肤上都存在，但花斑糠疹的发病通常由遗传倾向与环境因素相互作用，例如高温潮湿的环境、过多的皮肤油脂分泌和使用免疫抑制剂等。

③ 热瘰：多指热毒瘰疬，因风热毒邪入于手足少阳经而引起。可见头、面和颈部疮疡，或颈部出现瘰疬。

薇的花。具活血调经、解毒消肿之效。**4. 绿豆粉**：豆科植物绿豆研磨成粉。能解诸热，散痘毒。**5. 石碱**：古代以草木灰与水浸泡、煅烧制成。具软坚去污、燥湿化痰之效。**6. 马蹄香**：马兜铃科植物马蹄香的根。能温中散寒、理气止痛。**7. 樱桃花**：蔷薇科植物樱桃的花。色红入血，能活血养颜。**8. 雀梅叶**：鼠李科植物雀梅藤的叶。具清热解毒、消肿止痛之效。民间常用于治疗疮疡肿毒。**9. 薄荷叶**：唇形科植物薄荷的叶。外用可清凉止痒。

❀ **主要成分**　美白祛斑类：白芷素、白蔹黄酮、绿豆多酚；芳香抑菌类：茅香醛、山柰酚、甘松萜烯；角质调节类：白丁香尿酸、石碱碳酸钾；透皮吸收类：麝香酮、薄荷脑。

❀ **用　　法**　诸药研为细末，用时取粉适量，用以洗脸、沐浴。

❀ **点评指导**　中医学认为，皮肤问题多与"气血津液失调"有关。方中白芷、白蔹可祛风燥湿、美白祛斑，常用于改善面部色素沉着；茅香、山柰、甘松、蔷薇花等芳香药材，既能化湿行气、疏通毛孔，又能赋予香气；绿豆粉、石碱具有清热解毒、清洁去垢的作用，可去除皮肤表面油脂及污垢；麝香、孩儿茶开窍通络、活血消肿，辅助改善酒刺、热癀；羌活、独活、天麻祛风胜湿，针对湿热蕴结所致的皮肤问题；白丁香（麻雀粪）、鹰条（鹰粪便）为传统外用消斑药，通过腐蚀或分解角质层，改善粉痣、雀斑等。用药虽多，但各司其职，可谓得当。

透肌香身五香丸

治遍身炽腻，恶气及口齿气。

丁香　木香各一两半　藿香叶三两　零陵香三两　甘松
三两　白芷　香附子　当归　桂心　槟榔　麝香半
两　益智仁一两　白豆蔻仁二两

上件为细末，炼蜜为剂，杵一千下，丸如梧桐子
大。每嚼化五丸，当觉口香。五口身香，十日衣香，
二十日他人皆闻得香。

❀**方药简释**　1. 当归：伞形科植物当归的干燥根。功效
补血活血、调经止痛、润肠通便，主治血虚萎黄、眩晕心悸，
血虚血瘀之月经不调、经闭痛经，虚寒腹痛、风湿痹痛、跌扑
损伤、痈疽疮疡，血虚肠燥便秘。2. **桂心**：樟科植物肉桂的干
燥树皮去外层粗皮后的内层。功效补火助阳、引火归元、散寒
止痛、温通经脉，主治肾阳不足之阳痿宫冷、腰膝冷痛，虚阳
上浮之面赤心烦、虚喘汗出，寒凝血滞之脘腹冷痛、痛经经
闭、寒湿痹痛。3. **益智仁**：姜科植物益智的干燥成熟果实。功
效暖肾固精缩尿、温脾止泻摄唾，主治肾虚之遗精滑精、遗
尿尿频，脾肾阳虚之泄泻，脾胃虚寒之腹痛吐泻、口多涎唾。
4. **白豆蔻仁**：姜科植物白豆蔻或爪哇白豆蔻的干燥成熟种子。
功效化湿行气、温中止呕、开胃消食，主治湿浊中阻之脘腹胀
满，湿温初起之胸闷不饥，脾胃虚寒之呕吐反胃、食积不化。

❀ **主要成分**　木香、藿香、零陵香、甘松、丁香、白豆蔻仁含萜类化合物（如木香烃内酯、丁香酚、豆蔻醚）；麝香含麝香酮；当归含阿魏酸；白芷含香豆素类化合物；香附含香附酮；槟榔含槟榔碱。

❀ **用　　法**　诸药研为细末，混匀后以炼蜜和丸，适量含服。

❀ **点评指导**　方中藿香、白豆蔻"醒脾化湿"，木香、香附"疏肝调气"，当归、桂心"活血通脉"，使湿浊得化、气机得畅，香气自随气血布散，恰合《圣济总录》"香身之法，当从脾胃气血调治"的观点。麝香作为"引经报使"，能通诸窍、开经络，引导群药透达肌腠，这种"以香引香"的配伍，与宋代《洪氏集验方》中"香药需佐通窍之品"的理论呼应。此外，"嚼化"的服用方式，也可直接改善口气，即《云仙杂记》所云："口嚼香丸，久之衣袂皆香，此精气相感也"。

利汗红粉方

滑石一斤，极白无石者佳，研细用水飞过，每一斤配后药　心红三钱　轻粉五钱　麝香少许

上件研极细用之。其粉如肉色为度，涂身体利汗。

❀ **方药简释**　1. **滑石**：硅酸盐类矿物滑石族滑石。功效利尿通淋、清热解暑，主治热淋、石淋、尿热涩痛、暑湿烦渴；外用祛湿敛疮，主治湿疹、湿疮、痱子。2. **心红**：即纯红朱砂，为硫化物类矿物辰砂族辰砂。功善清心镇惊、安神解毒，外用可收敛疮面。3. **轻粉**：水银、白矾、食盐等经升华法制成的氯化亚汞。外用具杀虫、攻毒、敛疮之效，主治疥癣、梅毒、疮疡溃烂。

❀ **主要成分**　滑石含含水硅酸镁；心红含硫化汞；轻粉含氯化亚汞；麝香含麝香酮、降麝香酮等。

❀ **用　　法**　滑石经水飞法研细，心红、轻粉和麝香分别研细，按比例混合至颜色均匀如肉色，取适量药粉涂于身体多汗部位。

❀ **点评指导**　本方通过滑石粉等药物的物理吸附作用减少汗液分泌，其"肉色"的调色要求，也兼顾了美观自然。但轻粉与朱砂所含汞离子可经皮吸收，不当使用易导致肝肾损伤及神经毒性。如今临床已摒弃此类含汞外用品。此外方中含麝香，妊娠期女性不宜使用。

挹汗香

丁香一两

上，为细末，以川椒六十粒擘碎和之，以绢袋盛佩之，绝无汗气。

❧ **方药简释** **丁香**：桃金娘科植物丁香的干燥花蕾。具温中降逆、补肾助阳之效，主治脾胃虚寒所致的呃逆、呕吐、脘腹冷痛，肾阳虚之阳痿、宫冷。

❧ **主要成分** 丁香酚、乙酰丁香酚、$\beta-$石竹烯等。

❧ **用 法** 丁香研为细末，川椒擘碎去籽，盛入绢袋后佩戴。

❧ **点评指导** 佩香袋的习俗历史悠久，《礼记》记载："男女未冠笄者，咸盥、漱、栉、縰、拂髦、总角、衿缨，皆佩容臭"，"容臭"即香袋。《楚辞》中也多有佩戴香草的描述。本方用丁香、川椒为伍，通过温运中焦而化肌表湿浊，同时使香气持续作用于皮肤，既抑制细菌繁殖，又收敛腠理，减少汗液分泌。

洗澡方

干荷叶二斤　藁本一斤　零香草一斤　茅香一斤
藿香一斤

威灵仙一斤　甘松半斤　白芷半斤

上，锉粗末，每用三两或五两，以苎布袋盛，悬锅内煮数沸，用水一桶，避风处浴洗，能凉皮、香皮、住痒。

❀ **方药简释**　1. **干荷叶**：睡莲科植物莲的干燥叶。具消暑利湿、健脾升阳、散瘀止血之效，主治暑热烦渴、头痛眩晕、水肿食少等。2. **威灵仙**：毛茛科植物威灵仙、棉团铁线莲或东北铁线莲的干燥根及根茎。具祛风除湿、通络止痛之效，主治风湿痹痛、肢体麻木、筋脉拘挛。

❀ **主要成分**　干荷叶含荷叶碱、莲碱及黄酮类；藁本含藁本内酯、丁基苯酞等；威灵仙含齐墩果酸、常春藤皂苷元及原白头翁素等；零香草、茅香、藿香、甘松、白芷等均含挥发油。

❀ **用　　法**　诸药共锉为粗末，装入苎布袋中，悬于锅内，加水煮沸数分钟，取药液与温水混合，于避风处沐浴。

❀ **点评指导**　皮肤瘙痒、油腻多因风湿热邪郁于肌表，方中荷叶清利湿热，藁本祛风散邪，威灵仙"以形治形"通经络，外用时借其走窜之性引导药力直达病所。

洗浴去面上身上浮风方

煮芋汁洗，忌见风半日。

❀ **方药简释**　**芋汁**：天南星科植物芋的块茎经水煮后所得的汁液。《名医别录》载其"宽肠胃，充肌肤，滑中"，《日华子本草》谓其"破宿血，去死肌"。

❀ **主要成分**　黏液质、生物碱、维生素及矿物质。

❀ **用　　法**　芋煮汁，放凉后洗脸或身体，洗后避风。

❀ **点评指导**　芋作为日常食材，其汁外用，意在借其祛浮风，润肤燥，煮沸处理既降低了其刺激性，又保留了有效成分的活性。此外，该方的独特之处还在于"忌见风半日"的护理要求，这与中医学"风为百病之长"的理论相关：皮肤受邪时腠理开泄，若洗后立即见风，易致新邪入侵，加重病情。针对轻度皮肤过敏或季节性瘙痒辅助调理，但需先做皮肤敏感测试，避免过敏反应。

治女人狐臭方

乌贼鱼骨三钱　枯矾三钱　蜜陀僧三钱

上，为末，先用清茶洗胁下，后以此末擦之，屡验。

❀ **方药简释**　1.**乌贼鱼骨**：乌贼科动物无针乌贼或金乌贼的干燥内壳，又名海螵蛸。具收敛止血、涩精止带、制酸止痛、收湿敛疮之效，主治吐血衄血、崩漏便血、遗精滑精、赤白带下、胃痛吞酸；外治损伤出血、湿疹湿疮、溃疡不敛。2.**枯矾**：硫酸盐类矿物明矾石经加工提炼制成的硫酸铝钾煅制品。具收湿止痒、解毒杀虫之效。3.**蜜陀僧（密陀僧）**：铅氧化物类矿物方铅矿的加工品。具解毒、燥湿、杀虫之效，主治疮疡溃烂、疥癣、狐臭。

❀ **主要成分**　乌贼鱼骨含碳酸钙、壳角质及黏液质；枯矾含无水硫酸铝钾；密陀僧含氧化铅。

❀ **用　　法**　诸药研末。茶水清洁腋下后，取药末擦拭。

❀ **点评指导**　此方用乌贼鱼骨与枯矾通过物理吸附和化学收敛减少汗液，抑制体味产生；密陀僧微量外用，可通过铅离子抗菌作用直接针对狐臭致病菌（如葡萄球菌、棒状杆菌），类似现代止汗剂中的抑菌成分。但铅为重金属，长期接触可通过皮肤吸收，故而不建议使用。如必要，可通过手术等方式根除。

治狐臭方

以白灰用隔一二年陈米醋和，敷腋下。

❀ **方药简释** 白灰：多指石灰岩（碳酸钙）经煅烧而成的氧化钙。具解毒蚀腐、敛疮止血、燥湿杀虫之效，主治痈肿疮疡、湿疹、疥癣、狐臭等。

❀ **主要成分** 氧化钙、醋酸及微量元素。

❀ **用　法** 以陈年米醋调和白灰，敷于腋下。

❀ **点评指导** 白灰的强碱性可中和汗液中的脂肪酸，减少异味物质生成，同时使局部环境不利于细菌生长，但强碱性物质易破坏皮肤屏障，导致干燥、瘙痒甚至灼伤，如今临床已淘汰此类强刺激性疗法。

又方

用蜜陀僧入白矾少许为细末，以生姜自然汁调，搽腋下，悉更去旧所服衣，七日后，以生姜汁水调方寸匕食之。

❀ **方药简释** **1. 白矾：** 硫酸盐类矿物明矾石加工提炼制成的结晶。具收敛止血、燥湿止痒、解毒杀虫之效。**2. 生姜：** 姜科植物姜的新鲜根茎。具解表散寒、温中止呕、解毒之功。

❀ **主要成分** 蜜陀僧含氧化铅；白矾含十二水合硫酸铝钾，煅烧后生成脱水硫酸铝钾（枯矾）；生姜含姜酚、姜辣素及姜酮等。

❀ **用　法** 蜜陀僧、白矾研细末，加生姜汁调成糊状，涂抹于清洁后的腋下，同时更换衣物，避免旧衣残留细菌；7 日后，取生姜汁调服药末。

❀ **点评指导** 本方内调外治，双管齐下。方中含铅，内服易致神经、血液系统损伤，白矾过量可致皮肤干燥。现代临床已淘汰，建议改用氯化铝、氧化锌等成分，内服可选荷叶、薏苡仁健脾化湿，同时配合现代清洁护理。

治女人下部湿癣神方

芙蓉叶_{不拘多少，阴干}

研绝细末，先洗癣净，略用沥油涂之，后糁药末于上，二三次即结靥，妙不可言。

✤ **方药简释** 　芙蓉叶：锦葵科植物木芙蓉的干燥叶。具清热解毒、消肿排脓、凉血止血之效，主治痈肿疮毒、瘰疬、跌打损伤、湿疹湿疮等。

✤ **主要成分** 　黄酮类、酚酸类、甾体类化合物等。

✤ **用　　法** 　芙蓉叶研极细末备用，先清洗患处，去除分泌物及污垢，以少量沥油（如茶油、菜籽油）轻涂疮面，再取芙蓉叶粉末均匀撒布于患处，待其自然结痂。

✤ **点评指导** 　芙蓉叶外用治疮疡可见于《证类本草》，书中记载"芙蓉叶贴疮，随手而愈"，明清医家更将其列为"外科要药"。清代《疡医大全》载："芙蓉叶末调敷，治一切痈肿湿疮，神效"，与此方"二三次即结靥"的记载相互印证。现代药理研究显示，芙蓉叶中的绿原酸可通过抑制 NF-κB 信号通路，减少炎症因子释放，其抗菌活性与小檗碱（黄连素）相当，且无耐药性风险，为古方提供了科学支撑。

治白癜风方

生姜蘸硫磺于上，擦之即愈。

❀ **方药简释**　硫磺（硫黄）：自然元素类矿物硫族自然硫。具解毒杀虫、补火助阳通便之效，外用主治疥癣、秃疮、湿疹等。

❀ **主要成分**　硫黄主要成分为单质硫，另含少量硒、碲、砷等微量元素；生姜含姜酚、姜烯及柠檬醛等。

❀ **用　　法**　硫黄研为极细粉末，生姜切片蘸取擦拭，以皮肤微微发红为度，避免过度摩擦导致破损。

❀ **点评指导**　硫黄外用治白癜风可追溯至唐代《千金要方》，书中记载"硫黄、白矾等分，醋调涂之"，后世医家在此基础上衍生出多种配伍。但白癜风病因复杂（涉及自身免疫、遗传、神经化学等因素），单纯外用刺激疗法仅对部分局限性、稳定期白斑可能有效，对进展期或泛发型患者可能诱发"同形反应"，加重病情。目前临床治疗白癜风以激光、外用糖皮质激素、钙调磷酸酶抑制剂等为主，中医辨证内服（如滋补肝肾、活血化瘀方剂）结合外治（如补骨脂酊外涂）的综合疗法更具优势。

女人面上及身上紫癜风方

硫磺醋煮一日，一两　海螵蛸

上，为末，浴后以生姜蘸药擦患处，须谨风少时，数度断根。

❀ **方药简释**　**海螵蛸**：乌贼科动物无针乌贼或金乌贼的干燥内壳。具收敛止血、涩精止带、制酸止痛、收湿敛疮之效，外用主治溃疡不敛、湿疹瘙痒、水火烫伤等。

❀ **主要成分**　碳酸钙、壳角质、黏液质及多种氨基酸。

❀ **用　　法**　将炮制后的海螵蛸与醋煮硫黄研为极细粉末，浴后用生姜切片蘸取药粉，轻柔擦拭紫癜风患处，擦后避风。

❀ **点评指导**　硫黄经醋煮后毒性降低，其辛温之性可刺激局部皮肤，改善血液循环，促使色素细胞活化；海螵蛸咸涩收敛，既能吸附皮损渗出物，又能保护创面，二者配伍生姜（辛温促渗透），可增强药物对病处的作用强度。

但"紫癜风"在中医学范畴可能涵盖白癜风、花斑癣等多种色素性疾病，如使用本方作为辅助治疗，务必辨证清晰，在医师严格指导下使用。

治针入皮肤方

问远年近日，酸枣烧灰存性[①]，温酒送下，在上食前服，在下食后服，觉额痒即从原入处出。

❀ **方药简释** **酸枣**：鼠李科植物酸枣的干燥成熟果实。具养心安神、敛汗生津之效，常用于心悸失眠、体虚多汗等症；煅灰后药性转涩，更具收敛止血、消瘀散结之功。

❀ **主要成分** 酸枣仁皂苷 A、B，黄酮苷，白桦脂酸等。

❀ **用　　法** 取干燥酸枣果实，置耐火容器中，用武火煅烧至外部焦黑、内部焦黄，冷却后研为极细粉末，酒送服。病位在上则食前服，病位在下则食后服。

❀ **点评指导** 金属针滞留皮肤可能引发感染、组织损伤，甚至游走至深部组织或血管，酸枣灰无法解决根本问题，若处理不当可能延误治疗。针对皮肤内异物，现代医学主张根据位置、深度选择镊子取出、手术切开或影像学引导下取出，同时需清创、消毒及预防破伤风，远比偏方更安全有效。

---

① 存性：即保留部分药性，避免完全灰化。

衣香方

零陵香　茅香各三两　山奈子半两　木香一钱　大黄　白芷　牡丹皮　丁香四十九粒　松子　樟脑一钱五分

上，锉碎用之。

✿ **方药简释**　1. **大黄**：蓼科植物掌叶大黄、唐古特大黄或药用大黄的干燥根及根茎。功效泻下攻积、清热泻火、凉血解毒、逐瘀通经、利湿退黄。2. **牡丹皮**：毛茛科植物牡丹的干燥根皮。功效为清热凉血、活血化瘀。3. **松子**：松科植物红松、华山松等的种仁。功效润肺止咳、润肠通便。

✿ **主要成分**　零陵香、茅香含挥发油；山奈子含对甲氧基肉桂酸乙酯；木香含木香烃内酯；大黄含蒽醌类化合物；白芷含欧前胡素；牡丹皮含丹皮酚；丁香含丁香油酚；松子含脂肪油；樟脑含樟脑萜。

✿ **用　　法**　诸药锉碎，混合装入纱袋，置于衣柜或香囊佩戴。

✿ **点评指导**　此香方为典型的古代"熏衣香"配伍，体现"芳香辟秽、理气和中"的中医学香疗理念。方中零陵香、茅香为"主香"奠定温甜基调，木香、丁香"调香"增强层次，大黄、牡丹皮"辅香"兼具抑菌与香气穿透力，松子、樟脑"定香"延长留香时间，形成完整的香气体系。对现代天然香薰、环保衣物护理仍有借鉴意义。

又方

甘松　山柰　细辛　辛夷　小茴　大茴　藁本　官桂　白芷梢　细豆　茅香　丁香　木香　樟脑　檀香　麝香　大黄　羌活　藿香叶

上件为细末后入脑、麝佩带，妙。

❀ **方药简释**　1. 辛夷：木兰科植物望春花、玉兰或武当玉兰的干燥花蕾。功效发散风寒、通鼻窍，主治风寒感冒、鼻塞流涕、鼻渊头痛等。2. 小茴香：伞形科植物茴香的干燥成熟果实。功效散寒止痛、理气和胃，主治寒痛、吐泻等。3. **大茴香**：木兰科植物八角茴香的干燥成熟果实。功效温阳散寒、理气止痛，主治寒痛、胃寒呕吐等。4. **官桂**：肉桂的一种。有补火助阳、引火归元、散寒止痛、温通经脉的作用，适用于阳痿宫冷、腰膝冷痛、肾虚作喘、虚阳上浮等。5. **白芷梢**：伞形科植物白芷或杭白芷的根梢部分。可祛风解表、散寒止痛、通鼻窍、燥湿止带、消肿排脓，常用于风寒感冒、鼻塞流涕、寒湿带下等，梢部更偏于行下焦经络。6. **细豆**：存疑。

❀ **主要成分**　辛夷含挥发油、木脂素类、黄酮类等；小茴香含挥发油、黄酮类等；大茴香含挥发油、脂肪油、蛋白质等；官桂含挥发油、肉桂酸；白芷梢含挥发油、香豆素类等。

❀ **用　法**　麝香、冰片另研，其余诸药研为细末，混匀佩戴。

✤ 点评指导 此方为传统"衣香方"，以多种芳香类药物配伍，通过药物挥发气味附着于衣物，达到香身、驱虫、避秽的效果。方中辛夷、小茴香、大茴香等辛温芳香之品，既能散发香气，又有一定的温通、理气作用；官桂、白芷梢可增强散寒止痛、温通经络之效；樟脑、麝香（现属珍稀保护成分，需遵规使用）等芳香走窜药物，能提升香气持久度和渗透力。

又方

茅香_{四两}　零陵香_{二两}　甘松_{一两}　山柰_{三钱}　木香_{七钱}

牡丹皮　藁本_{五钱}　白芷　千金草　台芎　独活_{各二两}

大黄_{一两}　丁皮_{五钱}　官桂_{五钱}

上，为细末，连包裹用之。

❀ **方药简释**　1. **千金草**：多指石松科植物石松的全草。具祛风除湿、舒筋活络之效，常用于风湿痹痛、肢体麻木等。2. **台芎**：即川芎。3. **丁皮**：多指丁香树皮。功效与丁香相近。

❀ **主要成分**　千金草含石松碱、石松宁碱及三萜皂苷等；川芎含川芎嗪、藁本内酯等；丁皮含丁香油酚、乙酰丁香油酚等。

❀ **用　　法**　诸药研细末，置于香囊内佩戴或熏衣。

❀ **点评指导**　此方功用与前方相似，需注意官桂辛热、丁皮芳香走窜可能刺激皮肤或呼吸道，过敏体质者慎用，且古代方剂中若含珍稀成分需遵循现代药用规范，可结合当代安全标准调整配伍，避免盲目使用。

梅花衣香

零陵香　甘松　白檀　茴香微炒，各半两　丁香五钱

木香一钱　脑、麝各少许

上，依常法用之。

❀ **方药简释**　1.**零陵香**：报春花科植物灵香草的干燥全草。具芳香化湿、行气止痛之效，可辟秽浊、悦肌肤，是传统香方中常用的芳香物料。2.**茴香**：伞形科植物茴香的干燥成熟果实。功善散寒止痛、理气和胃，炒后所含挥发油香气更易散发。

❀ **主要成分**　零陵香含灵香草酮；甘松含甘松酮；白檀含檀香醇、檀香烯等；茴香含茴香醚、茴香酮；丁香含丁香油酚；木香含木香烃内酯、去氢木香内酯等倍半萜类及挥发油。

❀ **用　　法**　诸药研细末，置于香囊内佩戴或熏衣。

❀ **点评指导**　此方名为梅花衣香，梅花香见于诸多古籍，如《香乘》等，组方大同小异，多通过香草激发香味，再加龙脑（即冰片）模拟梅花凛然高古的韵味，此香用时带有一种清凉的气息。宋代强至有《朱郎中以梅花衣香分惠诸君皆有诗谢依韵和之》一诗，曰："百和殷勤出省郎，清真似有雪中香。风流不在金炉暖，自转馀薰到锦囊。"正是对文人雅士品香场景的描写。

熏衣香

丁香　笺香　沉香　檀香　麝香各一两　甲香三两

上，为末，炼蜜湿拌入客一月。

❀ **方药简释**　1. **笺香**：即"煎香"，为沉香的一种，因油脂丰富可煎膏得名。具行气止痛、温中止呕、纳气平喘之效。
2. **甲香**：蝶螺科动物蝶螺或其近缘动物的贝壳。古代香方中常用，可吸附其他香料的挥发性成分，延缓香气散发。

❀ **主要成分**　丁香含丁香油酚、乙酰丁香油酚；笺香（沉香）含沉香螺旋醇、白木香酸等；沉香主成分与笺香相似，含大量芳香性挥发油；檀香含檀香醇、檀香烯等；麝香含麝香酮、多肽、甾体类化合物；甲香含碳酸钙、壳角质。

❀ **用　　法**　诸药研末，取炼蜜与药粉湿拌成膏状，装入瓷罐密封，窖藏一月，使药性融合、香气醇厚。

❀ **点评指导**　此香方为古代贵族"熏衣"的经典配伍，体现了唐宋时期"香药窖藏"的制香工艺。方中笺香、沉香、檀香等皆为丝绸之路输入的名贵香料，《新唐书》记载"南海舶至，必购香药"，足见其珍贵；甲香作为发香剂，在《香谱》中被称为"香中使君子"，能"调和众香，引气上行"。宋代文人雅士常以香入诗，如李清照"薄雾浓云愁永昼，瑞脑销金兽"中的"瑞脑"即龙脑香，与本方"麝、脑"配伍思路相通，皆借香气营造雅致生活。

窖藏之法更暗合中医"阴阳和合"之道。蜜为阴，香为阳，埋于土中借地气滋养，使燥烈之香转为温润。如今虽化学香精普及，但古方中"以自然之物养衣，以时间之功酿香"的理念，仍为现代天然香薰工艺提供着文化启示。

又方

玄参半斤，水煮再用，炒干　甘松四两，净　白檀二钱，炒　麝香　乳香各二分半、研入

上，为末，炼蜜丸如弹子大。若用薰衣，先以汤一桶置薰笼下，以衣覆上，令润了，却便将香自下烧则衣气入也。

❀ **方药简释**　玄参：玄参科植物玄参的干燥根。具清热凉血、滋阴降火、解毒散结之效。

❀ **主要成分**　玄参含玄参素；甘松含甘松酮、广藿香酮等；白檀含檀香醇、檀香烯等；麝香含麝香酮；乳香含 α- 蒎烯等。

❀ **用　　法**　诸药研为粗末，取炼蜜揉和成丸，如弹子大小。薰衣时，先以热水一桶置薰笼下，衣物覆盖其上蒸润，再将香丸置于笼底燃烧，借蒸汽使香气透入衣料，此为古代"湿薰法"。

❀ **点评指导**　《东京梦华录》中有载："贵家妇女，每薰衣必以汤气润之，使香透衣理"。此香方体现了宋代"焚香薰衣"的生活美学。方中玄参水煮去其寒凉，炒制留其香气，用药配伍，也可见古人对"海陆香药"的巧妙运用。尤其香丸燃烧时"轻烟入罗幕"的意境美，正是传统香文化穿越千年的生命力所在。

熏衣笑兰香

藿苓松芷木茴丁，茅赖樟黄和桂心，
檀麝桂皮加减用，酒喷日晒绛囊盛。
上，制法：苓苓香以苏合油揉，调匀，松茅酒洗，
三赖米泔浸，大黄蜜同蒸，麝香逐裹表入。若薰衣
加僵蚕，常带加白梅肉。

❀ **方药简释** 1.**三赖**：姜科植物山柰的干燥根茎。功效
温中散寒、理气止痛、辟秽消肿，经米泔水浸制后，可去其燥
烈之性，增强芳香化湿之力。2.**桂心**：樟科植物肉桂树干的中
心部分，除去外皮后干燥而成？与前面不一致。善补火助阳、
散寒止痛、温通经脉。3.**白梅肉**：蔷薇科植物梅的未成熟果实
（青梅）经盐渍干燥而成。具敛肺止咳、涩肠止泻、除痰利咽
之效。

❀ **主要成分** 山柰酚、桂皮醛、柠檬酸、广藿香酮、茯
苓多糖、甘松酮、欧前胡素、木香烃内酯等。

❀ **用 法** 苓苓香（疑为零陵香）以苏合油揉匀，甘
松、茅香用酒洗去杂质，山柰以米泔水浸泡，大黄与蜂蜜同
蒸，麝香用薄纱包裹后混入药末。诸药研末后以酒喷湿，日晒
干燥，装入绛色香囊。薰衣时可加僵蚕（取其祛风止痒之性，
助香气透衣），日常佩戴则加白梅肉（利用酸性吸附异味）。

❀ **点评指导** "香之制，贵乎阴阳调和"。方中炮制工艺

及"酒喷日晒"的制香过程，与《炮炙大法》"酒制升提，蜜制润肺"的理论一脉相承。以时间催化香气，以工艺调和药性。这种"以药入香、以香养衣"的传统，不仅是生活美学的体现，更蕴含着中医"治未病"的智慧——通过芳香药物的挥发性成分，在薰衣过程中实现对人体气血的温和调理，堪称东方香疗文化的活态传承。

熏衣除虱

用百部、秦艽捣为末，依焚香样，以竹笼覆盖放之。

❀ **方药简释** 1.**百部**：百部科植物直立百部、蔓生百部或对叶百部的干燥块根。具润肺下气止咳、杀虫灭虱之效。2.**秦艽**：龙胆科植物秦艽、麻花秦艽等的干燥根。功善祛风湿、清湿热、止痹痛，其所含生物碱对多种寄生虫有抑制作用。

❀ **主要成分** 百部含百部碱、次百部碱等；秦艽含秦艽碱甲、乙、丙等生物碱及龙胆苦苷。

❀ **用 法** 二药共捣为末，置于香炉中，以竹笼覆盖衣物，通过药物气味挥发渗透衣料，杀灭虱子及虫卵。

❀ **点评指导** 百部所含生物碱，对虱虫神经系统有麻痹作用；秦艽所含生物碱具抗炎、杀虫活性，龙胆苦苷可抑制真菌及寄生虫繁殖。此二药无需特殊炮制，生用即可保持生物碱活性，粗末状态可延长气味释放时间，竹笼覆盖既能集中药气，又避免粉末直接沾染衣物，与当代"缓释剂型"原理相通，通过控制药物挥发速度，实现长效防虫，展现了古人在剂型设计上的智慧。

洗衣香

牡丹皮—两　甘松—钱

上，捣为末，每洗衣最后泽水入一钱。

❀ **方药简释**　**牡丹皮**：毛茛科植物牡丹的干燥根皮。具清热凉血、活血化瘀之效。

❀ **主要成分**　牡丹皮含丹皮酚、芍药苷、羟基芍药苷等成分；甘松含甘松酮、广藿香酮等萜类化合物及挥发油。

❀ **用　　法**　牡丹皮与甘松共捣为末；洗衣时，于最后一次漂洗水中加入药末浸泡，片刻后捞出晾干即可。

❀ **点评指导**　此方为古代"天然洗衣香"的极简配方。《千金要方》中记载牡丹皮"香衣，去臭"，而甘松在宋代《洪氏香谱》中被列为"衣香要药"。

从现代视角看，丹皮酚的抗菌活性可替代化学防腐剂，其挥发性成分在衣物晾干后仍能留存，形成"自然留香"效果；甘松挥发油中的萜类化合物对螨虫有驱避作用，辅助维护衣物清洁。这种"以药代香"的传统，相比化学香精更温和安全。

敷衣香粉

青木香　麻黄根　英粉　甘松　附子炮　零陵香　藿
香各等分

上，为末，浴罢以生绢袋盛，遍身扑之。

❀ **方药简释**　**1. 青木香：** 马兜铃科植物马兜铃或北马兜
铃的干燥根。具行气止痛、解毒消肿之效。**2. 麻黄根：** 麻黄科
植物草麻黄、木贼麻黄的干燥根及根茎。功善收敛止汗，常用
于自汗、盗汗。**3. 英粉：** 疑为"鹰粉"或"罂粉"之误，结合
古方用法，多指向铅粉（碱式碳酸铅）或米粉（大米研粉）。

❀ **主要成分**　青木香含马兜铃酸、青木香酸；麻黄根含
麻黄根碱、伪麻黄根碱；英粉若为铅粉则含碱式碳酸铅，若为
米粉则含淀粉、蛋白质；甘松含甘松酮；附子含乌头碱、次乌
头碱等；零陵香含灵香草酮、挥发油；藿香含广藿香酮、百秋
李醇。

❀ **用　　法**　诸药研为细末，混匀后装入生绢袋中。浴
后取药粉遍身扑之，绢袋可控制粉末用量并使散布均匀。

❀ **点评指导**　方中青木香含马兜铃酸，具肾毒性，应用
需替换为安全药材；英粉若为铅粉，长期使用易致重金属蓄
积，可改用玉米淀粉等天然吸附剂。这种"以粉载香、以香养
肤"的传统，与当代爽身粉、香体露的设计理念相通。

手足部

寒月迎风令手不冷方

以马牙硝为末，唾调涂手及面上。

❀ **方药简释**　**马牙硝：** 硫酸盐类矿物芒硝的晶体，因结晶形如马牙而得名。功效清热泻火、软坚散结，外敷可治疗疮疡肿痛。

❀ **主要成分**　含水硫酸钠、钙、镁等。

❀ **用　　法**　马牙硝研末，以唾液调和成糊状，均匀涂抹。

❀ **点评指导**　马牙硝溶解时吸热，但对皮肤的轻微刺激可能短暂扩张血管，使人产生温热感。从现代医学视角看，硫酸钠显然无持续保暖作用，且强吸水性可能加剧皮肤干燥。但从文化视角看，类似用矿物药应对严寒的记载在古医籍中常见，如《肘后备急方》曾载"以灶心土涂手防冻"，均为物资匮乏时代的权宜之计。现代防冻更依赖凡士林、甘油等形成物理屏障，或含辣椒素、烟酸酯的成分促进血液循环，安全性与有效性显著提升。

女人冬月手指冻裂方

白及 不拘多少

上，为细末，调涂裂处妙。

❀ **方药简释**　白及：兰科植物白及的干燥块茎。具收敛止血、消肿生肌之效，是古代治疗皮肤皲裂的常用药。

❀ **主要成分**　白及聚糖、黏液质、挥发油、氨基酸等。

❀ **用　　法**　白及研细末，调成糊状，均匀涂抹于冻裂处。

❀ **点评指导**　白及是古代常用的黏合剂，其黏液质在皮肤表面形成的保护膜，能隔绝寒风与干燥空气，促进创面愈合。此外，白及聚糖可刺激成纤维细胞活性，加速胶原蛋白合成，适合治疗轻度冻裂。《神农本草经》即有记载白及"主痈肿恶疮败疽，伤阴死肌"，后世医家将其拓展用于皮肤皲裂，形成"内服止血、外用生肌"的双向应用。

又方

羊、猪髓、脑涂，亦妙。

✤ **方药简释**　**羊、猪髓脑**：羊或猪的骨髓与脑髓。味甘性温，质地柔润，富含油脂，乃润燥、补虚、润肤之品。

✤ **主要成分**　饱和脂肪酸、不饱和脂肪酸、蛋白质与氨基酸等。

✤ **用　　法**　取羊或猪的骨髓、脑髓熬至油脂析出，放凉后外涂。

✤ **点评指导**　《千金要方》《肘后备急方》等古籍早有记载用羊髓"涂面悦泽""治手足皲裂"，是民间生活经验的总结。现代应用中，可将其与蜂蜡、维生素E混合制成膏状，延长保质期并增强稳定性，避免天然髓脑易变质的问题，但因含较高脂肪，油性皮肤者建议仅局部涂抹于裂口处，且需确保髓脑新鲜处理干净，避免污染导致感染，对动物蛋白过敏者慎用。与白及方相比，白及方侧重促进裂口愈合，适合已有明显破损的冻裂，而羊、猪髓脑方侧重预防与滋润，适合干燥初期或日常护理。

又方

大黄水磨敷上，亦妙。

❀ **方药简释**　**大黄**：蓼科植物掌叶大黄、唐古特大黄或药用大黄的干燥根和根茎。功效泻下攻积、清热泻火、凉血解毒，外用时有清热燥湿、活血通络之效。

❀ **主要成分**　大黄酸、大黄素、大黄酚等。

❀ **用　　法**　大黄磨成糊状，均匀涂抹于冻裂处。

❀ **点评指导**　《本草纲目》载大黄"治痈肿疔疮，跌扑损伤"，此方正体现了大黄"一药多用"的特性，突破其内服攻伐的常规应用，使活血与收敛作用结合，适合轻度冻裂且局部有瘀滞者。现代研究证实，大黄蒽醌类成分具有抗炎、改善微循环作用，鞣质可保护创面，但皮肤敏感者可能出现刺激反应；若冻裂伴随感染，可配合抗菌药物使用。

天下第一洗手药

又腊后买猪胰脂愈多愈佳，剁极细烂，入花腻拌之；
再剁，搓如大弹子，压扁，悬挂当道通风处待干。
每用少许如肥皂用。

❀ **方药简释** 猪胰：猪的胰腺，在传统医学与民间应用
中，常被视为"润燥去污"的天然佳品。

❀ **主要成分** 甘油三酯、脂肪酸、脂肪酶、蛋白质。

❀ **用　　法** 腊月后购买猪胰脂，数量越多越好，去除
筋膜、杂质，用清水漂洗干净，剁至极细烂；加入"花腻"
（推测为花粉、香料细末或油脂类物质，用于增香或增强润肤
效果）搅拌均匀，再次剁匀，搓揉成如弹子大小的团状，压扁
后悬挂在通风良好的道路旁，待其彻底晾干备用。如同肥皂一
般使用即可。

❀ **点评指导** 猪胰中的脂肪酶可天然去污，油脂成分则
平衡清洁力，避免手部皮肤因过度脱脂而干燥，与现代含酶洁
面产品的原理不谋而合，展现了古人对天然物质功效的深刻认
知。腊月制作并通风干燥，是利用低温环境延长保存时间的经
验做法。"天下第一洗手药"的称誉也体现了其在民间的广泛
认可。

香肥皂方 洗面能治鼆点风刺，常用令颜色光泽

甘松　藁本　细辛　茅香　藿香叶　香附子　山奈

零陵香　川芎　明胶　白芷各半两　楮实子一两　龙脑

三钱另研　肥皂不蛀者、去支，半斤　白蔹　白丁香　白及

各一两　瓜蒌根　牵牛各二两　绿豆一升、酒浸为粉

上件，先将绿豆并糯米研为粉，合和入朝脑为制。

❀ **方药简释**　**1. 明胶**：多由动物皮、骨等熬制而成。具有黏合、凝固作用。**2. 楮实子**：桑科植物构树的干燥成熟果实。具有补肾清肝、明目、利尿的功效，用于肝肾不足，腰膝酸软，虚劳骨蒸，头晕目昏，目生翳膜，水肿胀满。

❀ **主要成分**　明胶含胶原蛋白；楮实子含糖类、氨基酸等；甘松、藁本、藿香叶、零陵香、白芷、白蔹、白及、冰片等芳香药含挥发油；瓜蒌根（天花粉）含三萜皂苷；牵牛含牵牛子苷；绿豆含蛋白质。

❀ **用　　法**　先将绿豆与糯米一同研磨成细粉，备用；其余诸药共研末，与绿豆糯米粉混合均匀。用法如香皂。

❀ **点评指导**　此方以"香肥皂"为名，将清洁、护肤、香体功能结合，体现了古代对美容护肤的精细化追求。方中香药不仅赋予产品芳香气味，其抑菌作用还能减少皮肤表面细菌滋生，预防"鼆点风刺"（痤疮、色斑类问题）；多种白色药

材（白芷、白蔹、白及等）遵循"以色补色"的传统理念，配合楮实子、天花粉？的滋润功效，兼顾清洁与美白润肤，适合油性或中性皮肤日常使用。不过，因方中牵牛子苷？等成分牵牛子是药物，后面接成分不合适略有刺激性，敏感肌需谨慎尝试；肥皂本身含油脂，干燥季节使用后若觉紧绷，可配合润肤膏；现代研究表明，方中多数药材具有抗炎、抗氧化作用，为其护肤功效提供了一定科学支持，其制作思路与现代手工皂的天然成分理念相契合，展现了古人利用天然材料实现美容清洁的智慧。

女子初束脚苦痛难忍方

川归一钱　牛膝一钱

水一盏，煎六分，加酒少许，空心服，令血活；外用荞麦杆煮浓汤，入枯矾少许浸之，数次痛定。

❀ **方药简释**　1. 川归：即当归。2. 牛膝：苋科植物牛膝的干燥根。具有逐瘀通经、补肝肾、强筋骨、利尿通淋、引血下行的功效，用于经闭、痛经、腰膝酸痛、筋骨无力等。

❀ **主要成分**　当归含藁本内酯、阿魏酸；牛膝含三萜皂苷；荞麦杆含黄酮类、纤维素等；枯矾（煅明矾）含无水硫酸铝钾。

❀ **用　　法**　内服：诸药水煎去渣取汁，加入少许酒，于空腹时温服，以促进气血运行；外用：取荞麦杆适量，加水煮成浓汤，待温度适宜后加入少许枯矾，将束脚部位浸泡于药液中。

❀ **点评指导**　此方针对古代女子束脚初期的苦痛，采用"内服活血＋外用舒缓"的双重方案，体现了古人对局部气血瘀滞所致疼痛的应对思路。内服方中，当归与牛膝配伍，共奏活血通经、通络止痛之效，加酒少许可增强药物活血行散之力，空腹服用利于药物吸收。外用荞麦杆浓汤浸洗，配合枯矾收敛燥湿，既能缓解局部肿胀，又可减少因摩擦、潮湿引发的感染风险。

需要说明的是，束脚是古代对女性身体的伤害性习俗，严重影响足部骨骼发育与身体健康，此方仅为当时缓解痛苦的权宜之法，且反映了古代社会对女性的压迫与畸形审美，与现代倡导的性别平等、身体自主权理念完全相悖。我们应明确摒弃这一陋习，从历史中反思对女性身体的物化与伤害，珍视现代社会对身体权利与健康的保护，坚决反对任何形式的身体摧残行为。此方的价值更多在于反映古代医药与社会习俗的关联，其用药思路中"活血通络""收敛舒缓"的理念，对现代局部软组织损伤的护理有一定参考价值，但需在科学指导下合理借鉴。

女儿拶脚软足方 又名西施软骨方

乳香　杏仁　朴硝　桑白皮各二两

上，先以桑白皮、杏仁投新瓶中，投水五碗，煎去小半，却入余药，紧挂瓶口，再煎片时，持起揭去挂，处架足，于其上熏之，待可容手，倾出，浸毕仍旧收贮。经三、两日后，再温热如前法熏洗。每剂可用三次，尽五剂则软。若束绵任其扎缚，神效。

❀ **方药简释**　1. **乳香**：橄榄科植物乳香树及同属植物树皮渗出的树脂。具有活血定痛、消肿生肌的功效，用于胸痹心痛，胃脘疼痛，痛经经闭，产后瘀阻，癥瘕腹痛。2. **杏仁**：杏仁分为苦杏仁和甜杏仁，这里是指苦杏仁，即蔷薇科植物山杏、西伯利亚杏、东北杏或杏的干燥成熟种子。具有降气止咳平喘、润肠通便的功效，用于咳嗽气喘，胸满痰多，肠燥便秘。3. **朴硝（芒硝）**：硫酸盐类矿物芒硝族芒硝，经加工精制而成的结晶体。具有泻下通便、润燥软坚、清火消肿的功效，用于实热积滞，腹满胀痛，大便燥结，肠痈肿痛；外治乳痈，痔疮肿痛。4. **桑白皮**：桑科植物桑的干燥根皮。具有泻肺平喘、利水消肿的功效，用于肺热喘咳，水肿胀满尿少，面目肌肤浮肿。

❀ **主要成分**　乳香含乳香酸；杏仁含苦杏仁苷；朴硝含

含水硫酸钠；桑白皮含桑皮素、桑皮苷。

❀ **用　　法**　取桑白皮、杏仁放入新瓶中，加水煎煮至水量减少约 1/3；加入乳香、朴硝，将瓶口紧紧盖严，继续煎煮片刻后，取下瓶盖，将足部架在瓶口上方熏烤；待药液温度降至适宜，倒出药液，将足部浸泡其中；每剂药可重复使用3 次，间隔两三日后，再次将药液温热，按上述方法熏洗。

❀ **点评指导**　此方名为"西施软骨方"，实为古代服务于"缠足"陋习的方剂，其核心是通过药物熏洗结合热力，使足部软组织暂时松弛、肿胀消退，便于强行缠缚塑形。方中桑白皮利水消肿、杏仁滋润缓和，配合乳香活血通络、朴硝软坚散结，外用时借助热力促进药物渗透，在一定程度上可缓解缠足初期的组织紧张与疼痛。笔者再次重申，缠足是对女性身体与权利的严重侵害，会导致足部骨骼畸形、关节僵硬、血液循环障碍，甚至引发长期感染与终身残疾。我们应从历史的角度进行反思，万不可效仿。

宫内缩莲步法

荞麦杆^{不拘多少，烧灰，用热水淋取浓汁如醉醋色方可用} 白茯
苓 藁本 硇砂^{各等分}

上，为细末，每用三钱，煎汁三大碗，于砂锅内同
煎数沸，乘热常常洗脚，浸涤至温，又添热者，浸
涤不过数次，自然柔软易扎矣。或为脚面生小疮，
勿疑，乃是毒气出耳。却以诃子研为细末，敷之即
瘥。此方出于至人，神妙之甚，不可尽述，三十岁
亦可为之。

❀**方药简释** 1.**荞麦杆（荞麦秆）**：蓼科植物荞麦的干燥
茎秆。中医古籍中多作为外用辅料，其烧灰后淋取的汁液含碱
性成分，具有软坚、燥湿之效。2.**硇砂**：卤化物类矿物硇砂的
晶体。具有消积软坚、破瘀散结的功效，用于癥瘕积聚、痈肿
疮毒，外用可腐蚀恶肉。

❀**主要成分** 荞麦秆灰主要含钾、钠等碱性无机盐；硇
砂主要成分为氯化铵（白硇砂）或氯化钠（紫硇砂）；白茯苓
含茯苓多糖、三萜类化合物；藁本含藁本内酯；诃子含鞣质、
诃子酸等。

❀**用 法** 取荞麦秆不拘多少，烧成灰后用热水淋取
浓汁，至汁液呈类似醉醋的颜色时方可使用；将白茯苓、藁
本、硇砂各等分研为细末，与上述荞麦秆浓汁一同放入砂锅

内，煎煮数沸；趁药液温热时反复洗脚，待药液变温后，再添加热药液继续浸洗。

❋ **点评指导**　此方名为"宫内缩莲步法"，实为古代宫廷及民间用于缠足的辅助方剂，其核心是通过碱性汁液的软坚作用与硇砂的腐蚀性，强行软化足部组织，配合外力缠缚以达到"莲步"的畸形审美要求。方中荞麦杆灰的碱性成分可脱脂、软化角质，硇砂的软坚散结作用实则借助其毒性对组织的轻微腐蚀，使足部暂时失去韧性，而"脚面生疮为毒气出"的说法，本质上是对药物刺激性及组织损伤的错误解读，诃子外敷仅为缓解疮面的权宜之计。绝非"神妙之方"。

玉莲飞步散

煅石膏五钱　滑石一两　白矾少许
上件为细末，专治脚趾缝烂瘑窝侈粘清，有妨扎缚。
每用干掺患处立验，阴汗尤妙。

❀ **方药简释**　**1.煅石膏**：硫酸盐类矿物硬石膏族石膏，经煅烧后入药。具有收敛生肌、清热燥湿的功效，外用可促进创面愈合。**2.滑石**：硅酸盐类矿物滑石族滑石。外用能清热收湿、敛疮止痒，常用于治疗湿疮、湿疹等肌肤湿烂之证。

❀ **主要成分**　煅石膏含无水硫酸钙；滑石含含水硅酸镁、白矾含含水硫酸铝钾。

❀ **用　　法**　诸药研为细末，干撒于脚趾缝溃烂、渗液黏腻处。

❀ **点评指导**　此方名为"玉莲飞步散"，实为古代缠足女性应对足部并发症的外用方剂，针对缠足导致的脚趾缝溃烂、渗液（"烂瘑窝侈粘清"）及阴汗等问题，利用煅石膏的收敛生肌、滑石的清热收湿、白矾的燥湿止痒功效，暂时缓解局部不适以"不妨扎缚"。从药效来看，其对湿热引起的皮肤溃烂、多汗有一定对症处理作用，但本质是为缠足陋习服务。

金莲稳步膏

黄柏　黄连　荆芥穗　黄丹各等分

上方为细末，专治阉甲痛不可忍及脚指缝肿烂，不容包束，少许干掺患处，神效。

❀ **方药简释**　**1. 荆芥穗：** 唇形科植物荆芥的干燥花穗。具有解表散风、透疹、消疮的功效，用于治疗皮肤瘙痒、疮疡初起等。**2. 黄丹：** 铅的氧化物（四氧化三铅），有毒，具有拔毒生肌、杀虫止痒的功效，外用可治疗疮疡溃烂、湿疹瘙痒。

❀ **主要成分**　黄柏含小檗碱、黄柏酮等；黄连含小檗碱、黄连碱等；荆芥穗含薄荷酮、胡薄荷酮等；黄丹含四氧化三铅。

❀ **用　　法**　诸药研末混合，干撒于患处。

❀ **点评指导**　此方名为"金莲稳步膏"，是古代针对缠足导致的足部疾病而设的外用方剂，主要用于缓解嵌甲疼痛、脚趾缝肿烂等缠足常见并发症。方中黄柏、黄连清热燥湿、抗菌消炎，针对局部红肿溃烂的炎症反应；荆芥穗祛风止痒，辅助缓解不适；黄丹拔毒生肌，促进疮面愈合。但需注意，嵌甲、脚趾缝溃烂等多因长期束缚导致局部血液循环不畅、细菌滋生所致，且黄丹存在铅中毒风险，长期或大量使用会危害健康。

又方

地骨皮同红花烂研极细，如鸡眼痛处敷之，成疮者即结靥。

❀ **方药简释**　**地骨皮**：茄科植物枸杞或宁夏枸杞的干燥根皮。具有凉血除蒸、清肺降火的功效，外用能清热凉血、解毒疗疮。

❀ **主要成分**　地骨皮含酚类；红花中含红花苷、红花黄色素等。

❀ **用　　法**　取地骨皮与红花一同捣烂，研磨至极细，将其敷于鸡眼疼痛处，对于已经溃破成疮的部位，可促使疮面结痂。

❀ **点评指导**　此方鸡眼疼痛及疮疡问题，利用地骨皮的清热解毒与红花的活血通络功效，缓解局部疼痛、促进疮面愈合。鸡眼多因长期挤压、摩擦导致皮肤角质层增厚，而缠足时足部长期处于束缚状态，正是鸡眼形成的重要诱因。故此方仅为对症处理，无法消除缠足这一根本病因，且对于鸡眼的治疗，现代医学已有更安全有效的方法，如冷冻、激光等，相比之下，此类方剂的效果有限。

金莲生香散

黄丹一两　甘松五钱　枯矾一钱
共为细末，五六日一洗，敷足指内，转秽为香，绝
妙。黄丹一味亦妙。

❀ **方药简释**　**1.黄丹**：铅的氧化物（四氧化三铅）。外用
具有拔毒生肌、杀虫止痒的功效，古代常用于疮疡、湿疹等
症。**2.枯矾**：白矾经煅烧后失去结晶水而成。外用能解毒杀
虫、燥湿止汗。

❀ **主要成分**　黄丹含四氧化三铅；甘松含甘松酮、缬草
酮；枯矾含无水硫酸铝钾。

❀ **用　　法**　诸药研末，清洗足部后，适量敷于脚趾缝
隙内。

❀ **点评指导**　此方名为"金莲生香散"，是古代用于去除
足部异味的外用方剂，针对足部长期包裹、汗液无法正常挥发
而产生的秽气，利用枯矾的强收敛止汗作用减少汗液，黄丹的
燥湿抑菌功效抑制异味源头，甘松的芳香气味掩盖并改善异
味。但足部异味的根源并非单纯的"秽气"问题，大多是长期
束缚或无法正常排汗导致足部皮肤代谢异常、细菌滋生，甚至
引发感染。日常生活中，可通过保持足部清洁干燥、穿着透气
鞋袜等科学方式维护足部健康。

鸡眼

荸荠

上，捣烂敷患处，以绢缚上。

❀ **方药简释** **荸荠**：莎草科植物荸荠的球茎。具有清热生津、化痰消积的功效，外用清热消肿。

❀ **主要成分** 淀粉、维生素C、荸荠英等。

❀ **用　　法** 荸荠捣烂后直接敷于鸡眼患处，再用绢布包裹。

❀ **点评指导** 鸡眼多因足部长期受压、摩擦（如缠足、不合适的鞋袜等）使皮肤角质层增厚形成，此方利用其荸荠清热消肿的特性，外用治疗鸡眼，针对局部炎症反应及疼痛症状进行缓解。此方操作简便，取材天然，适合轻度鸡眼的辅助缓解，但对于较顽固或严重的鸡眼，难以彻底根除。

女人脚上鸡眼肉刺痛方

黄丹　枯矾　朴硝各等分

上，为末，若剪伤者用炒葱白涂之即愈，神效。

❀ **方药简释**　**1. 黄丹**：卤化物类矿物硇砂的晶体经加工制成。有拔毒生肌、杀虫止痒的功效，外用治疗疮疡溃烂、湿疹瘙痒等。**2. 朴硝**：硫酸盐类矿物芒硝族芒硝经加工精制而成。具有泻下通便、润燥软坚、清火消肿的功效，外用可软坚散结、清热消肿。

❀ **主要成分**　黄丹主要成分为四氧化三铅，枯矾主要为无水硫酸铝钾，朴硝主要为含水硫酸钠。

❀ **用　　法**　诸药研末，与炒葱白涂于鸡眼或肉刺被剪伤处。

❀ **点评指导**　此方针对鸡眼、肉刺及剪伤后的症状，利用朴硝软坚散结以缓解角质硬结，枯矾与黄丹收敛燥湿以减轻局部炎症，炒葱白则可能借助其温通之性辅助活血消肿。需要提醒的是，剪伤鸡眼属于危险行为，易引发感染扩散。

治石瘿肉刺方

莨菪根上汁，涂痛处立止。

❀ **方药简释**　**莨菪根**：茄科植物莨菪的根。具有解痉止痛、祛风除湿的功效，外用可缓解局部剧烈疼痛。

❀ **主要成分**　莨菪碱、东莨菪碱、阿托品等生物碱类成分。

❀ **用　　法**　取莨菪根，榨取其汁液，直接涂于疼痛处。

❀ **点评指导**　石瘿，即胼胝。因皮肤反复受压或摩擦，表皮角质层代偿性增厚。多出现在足底、手掌等承重部位，呈扁平、边缘模糊的淡黄色斑块，表面粗糙，一般无痛或仅有轻微压痛。与鸡眼不同，鸡眼是向真皮层内嵌入的圆锥形角质栓，中心有半透明硬核，形似"钉子"，边界清晰，按压或行走时疼痛明显。但二者均可因长期受挤压或摩擦而引发。

此方以莨菪根汁外用治疗"石瘿肉刺"的疼痛，核心在于利用其含有的生物碱成分快速镇痛。但需特别警惕的是，莨菪根本身有大毒，其含有的莨菪碱等成分若经皮肤吸收过量，可能引发中毒反应，如口干、面红、视物模糊、心率加快、神志不清等，严重时危及生命，外用风险极高。

治䐃甲方

胡桃皮烧灰贴之，立愈。

❀ **方药简释**　**胡桃皮**：胡桃科植物胡桃的树皮或根皮。具有收敛止血、解毒敛疮的功效，外用可治疗溃烂、疮疡。

❀ **主要成分**　胡桃醌、鞣质、黄酮类等。

❀ **用　　法**　胡桃皮烧灰后，将灰末直接贴敷于嵌甲患处。

❀ **点评指导**　嵌甲多因指甲修剪不当、穿鞋过紧或足部畸形（如缠足导致的脚趾挤压）使指甲向甲沟内生长，引发局部红肿、疼痛甚至感染。胡桃皮烧灰后的鞣质成分可收敛局部组织，减少渗出，辅助减轻炎症，但对于指甲嵌入甲沟的根本问题，仅靠外敷无法彻底解决。

从现代医学角度，嵌甲的治疗需纠正指甲生长方向、避免局部压迫，轻度者可通过正确修剪指甲、穿宽松鞋袜改善，严重者需手术处理。此方操作简单，取材方便，可能对轻度嵌甲的炎症缓解有一定辅助作用，但"立愈"的效果描述过于夸张。若嵌甲伴随严重感染、化脓，应及时采用科学规范的治疗，避免延误病情。此外，去除压迫因素也是预防嵌甲的根本。

又方

乳香禾糁^①之，血竭尤妙。

❀ **方药简释**　**1. 乳香**：橄榄科植物乳香树及其同属植物树皮渗出的树脂。具有活血定痛、消肿生肌的功效，常用于跌打损伤、疮疡溃后久不收口等症。**2. 血竭**：棕榈科植物麒麟竭果实渗出的树脂经加工制成。具有活血定痛、化瘀止血、生肌敛疮的功效，对创伤出血、疮疡不敛效果显著。

❀ **主要成分**　乳香主要含乳香酸、树胶、挥发油等化合物；血竭主要含血竭素、血竭红素等黄酮类成分。

❀ **用　　法**　乳香或血竭研末，撒布于患处。

❀ **点评指导**　此方核心在于利用乳香或血竭外用以"活血定痛、生肌敛疮"，针对足部因鸡眼、嵌甲、肉刺等引发的局部破损、出血、疼痛或疮面不愈，通过撒布药末直接作用于病灶，快速缓解症状。乳香偏于活血消肿，血竭长于止血敛疮，二者搭配或单用，均能兼顾止痛与修复，尤其血竭的"止血不留瘀"特性，对创伤愈合更为有利。

————————

① 读作糁（sǎn 或 shēn），其本义为米粒；饭粒或谷类磨成的碎粒。

远行令足不茧疼方

防风　细辛　草乌一方用藁本

上，为细末，糁鞋底，草履则以水沾之。

❀ **方药简释**　草乌：毛茛科植物北乌头的干燥块根。毒性剧烈。具有祛风除湿、温经止痛的功效，外用可缓解寒湿引起的疼痛。

❀ **主要成分**　草乌主要含乌头碱、次乌头碱等生物碱类成分；防风含辛醛、茴香醚；细辛含甲基丁香酚等。

❀ **用　　法**　诸药共研细末，撒在鞋底。

❀ **点评指导**　此方旨在通过外用药物预防远行时足部因摩擦、受压导致的茧子（角质增生）和疼痛，推测其思路是利用药物的祛风止痛、温通作用减少足部不适。其中，草乌的镇痛成分可能暂时缓解疼痛，防风、细辛、藁本则辅助减轻局部炎症或不适。

但核心风险在于草乌的强毒性：其含有的乌头碱即使经皮肤长期接触，也可能通过吸收引发中毒，出现口唇麻木、恶心呕吐、心悸、呼吸困难等症状，严重时可致命，且无特效解毒剂，安全性极差。古代远行条件艰苦，缺乏现代防护手段（如舒适鞋袜），此方或为应急尝试，但毒性远大于收益。

治足冻疮

以腊月鸭脑髓涂疮，即愈。

❀ **方药简释** 鸭脑髓：鸭科动物家鸭的脑髓，传统认为其具有滋阴润燥、润肤生肌的功效，外用可缓解皮肤干燥、皲裂。

❀ **主要成分** 不饱和脂肪酸、蛋白质、磷脂及多种维生素。

❀ **用 法** 取腊月（农历十二月）的鸭脑髓，直接涂于冻疮处。

❀ **点评指导** 冻疮多因寒冷导致局部皮肤血管收缩、血液循环不畅，引发组织缺氧缺血，进而出现红斑、肿胀、疼痛甚至溃烂。鸭脑髓的油脂可在皮肤表面形成保护层，减少热量散失和外界刺激，同时其营养成分可能辅助改善局部皮肤状态，促进轻度冻疮的修复。

从现代医学角度，冻疮的治疗核心是复温、改善局部血液循环，轻度冻疮可通过保暖、涂抹润肤剂缓解，此方中鸭脑髓的滋润作用与现代润肤剂原理相似，对于轻度未破溃的冻疮可能有一定辅助效果，但"即愈"的描述过于理想化，冻疮的修复需要一定时间，且受保暖措施、个体体质等因素影响。此外，若冻疮已破溃、出现感染，应及时清洁创面并采用规范治疗。

治足冻疮方

以秋茄树根煎，温洗。

❀ **方药简释**　**秋茄树根**：红树科植物秋茄树的根。具有祛风除湿、活血通络、收敛生肌的功效，民间疗法中常外用治疗冻疮。

❀ **主要成分**　鞣质（单宁）、黄酮类化合物、三萜类成分。

❀ **用　　法**　秋茄树根加水煎煮，放温后用以浸洗冻疮患处。【点评指导】冻疮的核心病机是寒邪凝滞、气血不畅，秋茄树根药液的温热特性可直接改善局部微循环，配合药物的活血通络成分，双管齐下缓解症状。此方作为民间经验方，操作简便且安全性较高（无剧烈毒性），对轻度冻疮有一定辅助疗效。

现代研究中，鞣质类成分的收敛作用对冻疮破溃后的创面修复有一定帮助，而黄酮类成分的抗炎活性也可能减轻局部红肿疼痛。使用时需注意药液温度适中，避免烫伤（尤其冻疮部位皮肤感觉迟钝时）；对于未破溃的冻疮，温洗可预防病情加重；若已破溃，需确保药液清洁，避免感染。

阴

部

女子初嫁阴中痛方

海螵蛸烧末，空心酒调一钱，日进二次，即愈。

❀ **方药简释**　**海螵蛸**：乌贼科动物无针乌贼或金乌贼的干燥内壳。具有收敛止血、涩精止带、制酸止痛、收湿敛疮的功效。

❀ **主要成分**　碳酸钙、壳角质、黏液质等。

❀ **用　　法**　取海螵蛸，置于火上烧至酥脆，研成细末。每日空腹时，用酒调服，每日服用 2 次。

❀ **点评指导**　此方针对新婚女性因处女膜损伤、阴道黏膜摩擦或紧张导致的会阴部疼痛，采用海螵蛸烧末内服治疗，其核心思路是借助海螵蛸的止血、止痛等作用，减轻局部损伤引起的出血、疼痛和不适。

此类方剂受社会观念影响，不仅古医籍中罕见，近现代的书籍中也相对较少。从人文关怀角度，不失为一种突破。但从实用性角度看，新婚女性阴中痛多为生理性损伤（如处女膜撕裂）或心理紧张导致的肌肉痉挛，通常可通过休息自行缓解，若疼痛持续不缓解或伴随出血、分泌物异常，可能提示感染或严重损伤，需及时就医，不可延误治疗。

又方

川牛膝五钱

用酒半盏、水半盏，煎六分，空心顿服；外用青布
包炒盐熨之，即愈。

❀ **方药简释**　**川牛膝**：苋科植物川牛膝的干燥根。具有
逐瘀通经、通利关节、利尿通淋的功效，擅长活血通络、下行
逐瘀，尤其适用于下焦（腰腹、阴部）的气血瘀滞之证。

❀ **主要成分**　杯苋甾酮、异杯苋甾酮、甾醇类、多糖等。

❀ **用　　法**　内服：酒和水等比例混合，将川牛膝煎煮
至药液剩余60%，空腹时一次性温服；外用：取食盐，用青
布包裹后炒热，趁热熨敷于患处。

❀ **点评指导**　此方以内服川牛膝活血通经、外用炒盐温
熨散寒止痛，体现了中医学"内服攻逐瘀滞、外治温通经络"
的协同思路，"内外合治"理念具有一定合理性。但"即愈"
的表述过于绝对，其疗效因个体差异和病情轻重而异。现代应
用中，可将其作为轻度功能性疼痛的辅助调理方法，但需排除
感染、器质性损伤等严重疾病，必要时结合现代医学检查和治
疗，避免延误病情。

女人交接苦痛出血方

桂心三分　伏龙肝一钱

共为细末，空心温酒调服，性热者不宜。

❀ **方药简释**　**1.桂心：**肉桂去掉外层粗皮后的内层部分。能补火助阳、散寒止痛、温经通脉。**2.伏龙肝：**又称灶心土，为久经柴草熏烧的灶底中心的黄土。能温经止血、温中止呕、涩肠止泻。

❀ **主要成分**　桂心含桂皮醛、乙酸桂皮酯、桂皮酸等；伏龙肝含硅酸铝、氧化铁、氧化镁、氧化钙等。

❀ **用　　法**　两药共研细末，混匀，空腹、温酒调服。

❀ **点评指导**　性交疼痛伴出血可能与处女膜损伤、阴道炎症、宫颈病变、阴道干涩等有关，此方的作用局限于缓解轻度、功能性的不适（如因阴道平滑肌痉挛或轻微黏膜损伤引起的症状），其机制可能与桂心的挥发油成分轻度松弛平滑肌、缓解痉挛性疼痛，伏龙肝的吸附性对轻微黏膜出血有辅助止血作用，以及温酒的温热刺激促进局部血液循环有关。

方中强调"性热者不宜"，即体质偏热（如易上火、口干舌燥、便秘、舌红苔黄）或湿热下注（如阴道分泌物黄稠、异味）者禁用，否则可能加重热象，导致出血增多或疼痛加剧。

此外，伏龙肝为灶心土，现代需注意其来源清洁（避免接触化学燃料、污染物），其成分的有效性和安全性缺乏现代药理研究证实，不建议盲目使用。

　　总体而言，此方乃至本部所涉及的其余众多方剂，多是古代针对特定证型的经验方，但其疗效和安全性需辩证看待，现代医学中，性交疼痛出血需先通过妇科检查明确病因，再针对性治疗，尤其需排除恶性病变风险，不可仅凭传统方药自行处理。尤其出血量大、疼痛剧烈，或伴发热、分泌物异常（如脓性、恶臭），需警惕阴道撕裂、感染、宫颈息肉、宫颈癌前病变等器质性疾病，必须立即停止性生活并就医。

又洗方

黄连_{六钱}　牛膝　甘草_{各四钱}

共用水二碗，煎洗之，日三度。

❀ **方药简释**　黄连：毛茛科植物黄连、三角叶黄连或云连的干燥根茎。功效清热燥湿、泻火解毒，其苦寒之性可直攻病所，清除下焦湿热。

❀ **主要成分**　黄连成分以小檗碱（黄连素）为主；牛膝主要含三萜皂苷、甾醇类、多糖等成分；甘草含甘草甜素。

❀ **用　　法**　诸药水煎，药液放凉后用于清洗阴部。

❀ **点评指导**　此方为外用洗方，以"清热燥湿、解毒止痛"为核心，适用于辨证为湿热下注所致的症状（如阴部红肿、灼热疼痛，性交时加剧，伴分泌物增多、色黄、有异味等）。黄连清热燥湿、解毒杀菌，牛膝活血通经、助炎症消退，甘草抗炎护膜、调和药性，三者配伍，内外用结合，直接作用于病位。对轻度外阴炎、阴道炎（如细菌性阴道炎、滴虫性阴道炎）有一定辅助缓解作用。若症状持续不缓解，需及时就医。

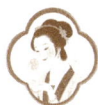

女人交接阳道壮大及他物伤犯血出淋沥不止方

釜底墨　葫芦汁

和匀敷之，或发灰、青布灰、鸡冠血敷，俱妙。

❀ **方药简释**　1.**釜底墨**：又称锅底墨、灶突墨，是烧柴草的锅底或烟囱内积累的黑色烟灰。具有止血、收敛、解毒的功效。2.**葫芦汁**：葫芦科植物葫芦的果实经压榨取得的汁液。具有清热利水、解毒的功效。

❀ **主要成分**　釜底墨含碳粒（活性炭成分）；葫芦汁含葡萄糖、果糖、维生素C、胡萝卜素、多种矿物质等。

❀ **用　　法**　釜底墨与新鲜葫芦汁调匀，制成糊状外敷。

❀ **点评指导**　此方为外用止血方，针对因外伤导致的阴道或外阴黏膜破损、出血淋沥不止的情况。方中釜底墨以及备选的发灰、青布灰均为炭类物质，依据中医"血见黑则止"的理论，炭类药止血效果较好，能通过物理收敛作用快速止血；葫芦汁、鸡冠血则兼具滋润、解毒之效，避免炭类药物过于干燥刺激创面，同时辅助修复黏膜。若损伤较深、出血量大或持续不止（如超过1小时仍出血），应立即就医。

女人阴中肿痛或生疮方

黄连二钱　龙胆草一钱　柴胡一钱　青皮三分

水一盏，煎，空心顿服。肿甚加大黄一钱，总酒并
辣物。有孕除大黄。

❀ **方药简释**　1. **龙胆草**：龙胆科植物条叶龙胆、龙胆、
三花龙胆或坚龙胆的干燥根和根茎。具有清热燥湿、泻肝胆
火的功效，能清泻下焦湿热。2. **柴胡**：伞形科植物柴胡或狭叶
柴胡的干燥根。具有解表退热、疏肝解郁、升举阳气的功效。
3. **青皮**：芸香科植物橘及其栽培变种的干燥幼果或未成熟果实
的果皮。能疏肝破气、消积化滞。

❀ **主要成分**　黄连含小檗碱；龙胆含龙胆苦苷；柴胡含
柴胡皂苷；青皮含橙皮苷；大黄含大黄素。

❀ **用　　法**　诸药水煎，空腹一次性温服。用药期间禁
止饮酒及食用辛辣刺激性食物。

❀ **点评指导**　此方为内服方剂，针对女人阴中肿痛或生
疮，从病机来看，多因肝经湿热下注所致，故以清热燥湿、疏
肝理气为治则。方中黄连苦寒清热燥湿，直泻下焦湿热，为君
药；龙胆苦寒，助黄连清泻肝胆湿热，增强清热之力；柴胡、
青皮疏肝理气，使气机调畅，有助于湿热排泄，同时兼顾"肝
脉络阴器"，引药直达病所；肿甚时加大黄，取其苦寒泻下之
效，通腑泄热，使湿热从大便而出，加强清热消肿之功，而有

孕者忌用大黄，是因大黄可能引起子宫收缩，避免动胎。

从现代医学角度，方中药物多具有抗菌、抗炎作用，对可能由细菌感染引起的外阴炎、阴道炎等导致的肿痛、生疮有一定缓解作用。黄连、龙胆的抗菌谱较广，对多种致病菌有效；柴胡、青皮的抗炎作用可减轻局部炎症反应。

使用时需注意，本方药性苦寒，易伤脾胃，不宜长期服用，若服药后出现胃脘不适、腹泻等症状，应及时停药；阴中肿痛或生疮的原因较多，如为真菌感染、病毒感染或其他特异性疾病，此方未必适用，若用药后症状无改善或加重，应及时就医明确诊断；有孕者需严格遵循"除大黄"的禁忌要求，且用药前最好咨询专业医师，确保安全；同时，在药物治疗的同时，应注意局部清洁卫生，避免搔抓，穿宽松透气的衣物，有助于病情恢复。

又阴中肿痛妙方

白矾二钱　甘草二钱　马鞭草　大黄二钱

为末水调，搓作长条，用薄绵裹阴中；外用菊叶煎汤洗，大马鞭草捣烂涂之，日两度即效。

❀ **方药简释**　1. 马鞭草：马鞭草科植物马鞭草的干燥地上部分。具有活血散瘀、解毒、利水消肿的功效。2. 菊叶：一般指菊花的叶子。具有清热解毒、消肿止痛的作用。

❀ **主要成分**　白矾含含水硫酸铝钾；甘草含甘草甜素；马鞭草含马鞭草苷；大黄含大黄素；菊叶含菊苷。

❀ **用　法**　将白矾、甘草、马鞭草、大黄研末，用水调和后搓成长条状，用薄绵包裹后放入阴道中；同时，另外取菊叶煎汤，用于清洗外阴；再将新鲜的大马鞭草捣烂后涂抹于患处。

❀ **点评指导**　此方内外结合，针对女人阴中肿痛，通过局部用药直接作用于病所，以达到消肿止痛的目的。方中白矾收敛燥湿，甘草抗炎解毒、调和其他药物，马鞭草与大黄协同发挥解毒消肿、活血散瘀之效；外用菊叶煎汤清洗及大马鞭草捣烂外涂，进一步改善局部症状，内外配合以提升疗效。注意孕妇使用前须咨询专业医师，确保用药安全。

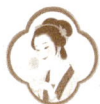

🎑 又方

铁精粉敷之。

❀ **方药简释**　**铁精**：又称铁精粉、铁花。为煅铁炉灶中飞出的紫色尘状的赤铁矿质细粉制成的矿物药。功效镇惊安神、消肿解毒，治疗惊痫心悸、疔毒、阴肿、脱肛等症。

❀ **主要成分**　氧化铁（赤铁矿的主要成分）。

❀ **用　　法**　直接取铁精粉，将其敷于患处即可。

❀ **点评指导**　此方为外用单药方剂，以铁精粉外敷治疗外阴肿痛、损伤出血等问题。从现代医学角度来看，其物理性质可能起到一定的保护创面、减少外界刺激的作用。使用时需注意，铁精粉需纯净，避免混入杂质或不洁之物，以防加重局部感染；外敷前最好先清洁患处，确保局部干净；若患处有明显破溃，使用时需观察是否有刺激反应，如出现疼痛、瘙痒加剧等情况，应立即停用；此方药力相对单一，适用于轻症或作为辅助治疗手段，若症状较重或持续不缓解，需及时结合其他治疗方法或就医诊治；孕妇及皮肤敏感者使用前应谨慎，最好咨询专业医师后再使用。

女人玉门肿痛洗方

艾叶五两　防风三两　大戟二两

煎汤日洗三次即愈。

❀ **方药简释**　1. 艾叶：菊科植物艾的干燥叶。具有温经止血、散寒止痛、外用祛湿止痒的功效。2. **防风**：伞形科植物防风的干燥根。具有祛风解表、胜湿止痛、止痉的功效。3. **大戟**：大戟科植物大戟的干燥根。具有泻水逐饮、消肿散结的功效。

❀ **主要成分**　艾叶含桉叶素、侧柏酮、侧柏醇等；防风含辛醛、己醛等；大戟含大戟苷、大戟酸等。

❀ **用　　法**　诸药煎汤外洗。

❀ **点评指导**　此方通过局部熏洗使药物直接作用于病所：艾叶温通祛湿，防风祛风胜湿，大戟消肿散结，三者结合，既能针对寒湿、风湿所致肿痛，也能兼顾热毒、湿热引发的红肿，适用范围较广。使用时需特别注意：大戟有毒，煎汤时需严格按照剂量配比，避免过量导致局部刺激；大戟虽为外用，但可能通过皮肤吸收影响胎儿，孕妇需在医师指导下使用；若用药症状无缓解，应立即停药并就医。

阴肿燥痒

桃仁去发不去尖

上，捣烂如泥敷之。

❀ **方药简释**　桃仁：蔷薇科植物桃或山桃的干燥成熟种
子。具有活血祛瘀、润肠通便、止咳平喘的功效，外用可促
进局部气血运行，其油脂成分也能滋润局部肌肤，减轻干燥
不适。

❀ **主要成分**　苦杏仁苷、苦杏仁酶、挥发油。

❀ **用　　法**　桃仁捣烂外敷。

❀ **点评指导**　此方以单味桃仁外敷治疗阴肿燥痒，取其
活血散瘀与润燥双重功效：瘀血阻滞或气血不畅可致局部肿
胀，桃仁的活血作用能促进局部气血流通，减轻肿胀；燥痒多
与局部肌肤失于濡润相关，桃仁中的脂肪油可滋润黏膜与皮
肤，缓解干燥引起的瘙痒。

女人阴痒方

大黄一钱　黄芩一钱　黄芪五分　赤芍一钱　玄参七分
丹参五分　黄连五分　青皮三分
为末，白酒调，每次一钱，空心服。有孕除大黄。

❀ **方药简释**　1.**黄芪**：豆科植物蒙古黄芪或膜荚黄芪的干燥根。具有补气升阳、固表止汗、利水消肿、托毒生肌的功效。2.**赤芍**：毛茛科植物赤芍或川赤芍的干燥根。具有清热凉血、散瘀止痛的功效。3.**玄参**：玄参科植物玄参的干燥根。具有清热凉血、滋阴降火、解毒散结的功效。4.**丹参**：唇形科植物丹参的干燥根和根茎。具有活血祛瘀、通经止痛、清心除烦、凉血消痈的功效。

❀ **主要成分**　黄芪含黄芪甲苷；赤芍含芍药苷；玄参含哈巴苷、环烯醚萜苷类成分；丹参含丹参酮；大黄含大黄素；黄芩含黄芩苷；黄连含小檗碱；青皮含挥发油等。

❀ **用　　法**　诸药研末，空腹时用酒调服。

❀ **点评指导**　此方以清热燥湿、活血解毒、生肌敛疮为思路，适用于湿热、热毒、血热瘀滞等引起的阴痒。方中多味药物具有抗菌、抗炎、调节免疫的作用。使用时需注意有孕者需去除大黄。

又阴痒神方

杏仁五钱　麝香一分

上为末，绢袋盛，烘热纳阴中，痒即住，神效。孕
忌麝香，莫用。

❀ **方药简释**　**麝香：** 鹿科动物林麝、马麝或原麝成熟雄
体香囊中的干燥分泌物。具有开窍醒神、活血通经、消肿止痛
的功效。

❀ **主要成分**　麝香主要含麝香酮；杏仁含苦杏仁苷、脂
肪油。

❀ **用　　法**　诸药研末，装入绢袋，烘热后，纳入阴
道中。

❀ **点评指导**　此方以局部用药治疗阴痒，麝香辛香走窜、
穿透力强，能快速作用于患处，发挥通络止痒之效，杏仁油脂
丰富，可滋润局部、缓和刺激，二者配合，适用于阴痒剧烈、
局部干燥或有轻微肿胀的情况。

从现代视角看，麝香酮的透皮吸收作用可促进药物起效，
其抗炎成分能减轻局部炎症反应，杏仁的脂肪油则能改善局部
黏膜干燥状态，间接缓解瘙痒。但使用时需特别注意：麝香芳
香走窜之力极强，能兴奋子宫，孕妇禁用，以免导致流产；麝
香为名贵中药材，且野生麝为国家保护动物，现多使用人工麝
香，需注意来源与真伪。

女人阴痒不可忍方

车前草四两

水五盅，煎汤熏洗。洗后用鲫鱼胆内外涂之即住。

❀ **方药简释**　**鲫鱼胆：** 鲤科动物鲫鱼的胆囊。功效清热明目、杀虫敛疮，主治消渴、沙眼、阴蚀疮等症。

❀ **主要成分**　车前草含车前子酸；鲫鱼胆含胆汁酸。

❀ **用　　法**　车前草煎汤熏洗外阴，洗后用鲫鱼胆汁外涂。

❀ **点评指导**　车前草煎汤熏洗能通过热力与药力结合，使局部血管扩张，促进药物吸收，发挥清热利湿、缓解局部炎症的作用，适合湿热引起的阴痒、局部有灼热感的情况；鲫鱼胆外涂则直接作用于患处，利用其苦寒之性杀虫止痒，增强局部疗效。

从现代医学角度看，车前草有抗炎成分，鲫鱼胆的胆汁酸有一定抗菌作用，对细菌或真菌引起的瘙痒可能有辅助抑制效果。但鲫鱼胆有毒，其含有的胆汁毒素可能对黏膜产生强烈刺激，甚至引起中毒，外涂时需严格控制用量，避免过多或频繁使用，更不可内服，若不慎接触口腔或误服，需立即就医；局部皮肤或黏膜有破溃时绝对禁用。

女人阴中有虫痒不可忍

猪肝一片，三寸长

炙香纳阴内，少须，虫随肝出。

❀ **方药简释**　**猪肝**：猪科动物猪的肝脏。具有补肝明目、养血的功效。

❀ **主要成分**　蛋白质、脂肪、糖类、维生素。

❀ **用　　法**　取一片三寸长的猪肝，炙烤后，纳入阴道内，稍等片刻，待寄生虫聚集到猪肝上，再将猪肝取出。

❀ **点评指导**　在本方中，猪肝并非直接发挥治疗作用，而是利用其腥香气味和营养成分，作为诱饵吸引阴中寄生虫（如阴道毛滴虫等）聚集，从而借助其被纳入阴内的机会，使寄生虫附着于猪肝上，随猪肝取出体外，达到清除虫体、缓解瘙痒的目的。此种"诱饵法"治疗寄生虫，思路独特，仅作为历史条件下的一种疗法。因纳入的方式容易引入细菌等病原体，残留的猪肝碎屑也可能成为新的感染源，现代医疗技术下此法已不可取。因此，如有需要，建议使用抗寄生虫药物（如甲硝唑等）进行规范治疗。

又阴中如虫行方

桃叶_{或仁，二两}

生捣碎，绵包外用。桃叶汁浸过，纳阴户中即安。
有孕忌用。

❀ **方药简释** 桃叶：蔷薇科植物桃的干燥叶。功效祛风
清热、燥湿杀虫，主治外感风邪、头风头痛、湿疹瘙痒、疥癣
疮疡。

❀ **主要成分** 芸香苷、橙皮苷、槲皮素、桉叶素、芳
樟醇。

❀ **用　　法** 取桃叶或桃仁捣碎，用绵布包裹后外用；
或取桃叶捣烂榨汁，将绵布用桃叶汁浸泡后，纳入阴道中。

❀ **点评指导** 阴中如虫行即阴痒的形象表达，表现为外
阴及阴道处瘙痒，甚则痒痛难忍，坐卧不安，或伴有带下量
多，或者带下过少，以痒为主，相当于西医学的外阴炎、阴道
炎。本方针对此症，以桃叶为核心，利用其祛风清热、燥湿杀
虫之效，通过局部用药直接作用于病所，对于湿热下注或虫邪
（如滴虫、真菌）引起的相关病症有一定辅助治疗作用，其给
药方式简便，利于药物成分发挥局部作用。使用时需注意，原
方已明确标注"有孕忌用"，因桃叶有一定的刺激性和潜在的
活血作用，孕妇使用可能诱发胎动不安或流产，需严格遵守。

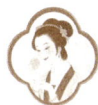

女人阴蚀方

狼牙三两

煎浓汤，入苦酒一杯，以绵蘸汤入阴户，四五次即愈。

❀ **方药简释** 1.**狼牙**：蔷薇科植物龙牙草的干燥根茎及根。具有清热解毒、凉血止血、杀虫疗疮的功效，主治痢疾、便血、崩漏、疮疡肿毒、疥癣、阴蚀等症。2.**苦酒**：即米醋，为米、麦、高粱或酒、酒糟等酿成的含有乙酸的液体。具有散瘀止血、理气止痛、解毒杀虫的功效，主治产后血晕、癥瘕积聚、心腹疼痛、痈肿疮毒、疥癣、阴部瘙痒等。

❀ **主要成分** 狼牙含仙鹤草酚、仙鹤草内酯、黄酮类等；苦酒含乙酸、多种氨基酸、维生素。

❀ **用　　法** 狼牙加水煎煮成浓汤，再加入苦酒一杯混匀，用绵布蘸取药液后纳入阴户中。

❀ **点评指导** 阴蚀，即外阴及阴道的腐蚀性病变，表现为外阴、阴道肌肤黏膜破溃、糜烂、疼痛甚至化脓，相当于西医学的外阴溃疡、阴道炎症严重阶段或性传播疾病等。本方以狼牙配苦酒，共奏清热解毒、杀虫疗疮之效。但阴蚀病因复杂，可能涉及细菌、病毒感染或其他特异性疾病，本方仅为传统疗法，建议结合现代医学检查明确病因，进行针对性治疗。

又阴被虫蚀渐上至小腹内痒方

枯白矾 不拘多少

上，为末，空心白酒调三分，日二进，其虫尽死，从小便出。

❀ **方药简释** **枯白矾：** 硫酸盐类矿物明矾石经加工提炼制成的结晶，再经煅烧后形成的无水硫酸铝钾。具有外用解毒杀虫、燥湿止痒，内服止血止泻、祛除风痰的功效，主治湿疹瘙痒、疥癣疮疡、痔疮、阴痒带下、鼻衄齿衄、久泻久痢、癫痫发狂等。

❀ **主要成分** 无水硫酸铝钾。

❀ **用　　法** 枯白矾研末，空腹时用白酒调服。

❀ **点评指导** "阴被虫蚀渐上至小腹内痒"属阴蚀、阴痒范畴的重症，提示病情较深。本方用枯白矾内服杀虫，借助其性寒沉降之性，直达病所，针对虫邪发挥作用，白酒调服既能助药力运行，又可稍缓枯白矾的苦寒之性。但枯白矾有一定毒性，可能导致胃肠道刺激（如恶心、呕吐、腹痛），甚至铝离子蓄积中毒，损害神经系统和骨骼。因此，现代临床使用需极为谨慎，必须在专业医师指导下，结合现代医学手段监测安全性，不可自行使用。

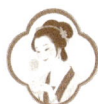

女人阴门忽生鸡冠肉或瘰方

龙胆泻肝汤加大黄一钱即消。

❀ **方药简释**　**龙胆泻肝汤**：中医经典方剂，以龙胆为君药，配伍黄芩、栀子、泽泻、木通、车前子、当归、生地黄、柴胡、甘草等，具有清泻肝胆实火、清利肝经湿热的功效，主治肝胆实火上炎证（如头痛目赤、口苦耳聋等）和肝经湿热下注证（如阴肿阴痒、筋痿阴汗、小便淋浊、带下黄臭等）。

❀ **主要成分**　龙胆含龙胆苦苷；黄芩、栀子含黄芩苷、栀子苷；泽泻、木通、车前子含三萜类、苷类；当归含阿魏酸；生地黄含梓醇；柴胡含柴胡皂苷；甘草含甘草酸等；大黄含大黄素。

❀ **用　　法**　在龙胆泻肝汤原方基础，加入适量大黄。

❀ **点评指导**　"阴门忽生鸡冠肉或瘰"，表现为女性阴道口或外阴部位出现类似鸡冠样的增生物或结块，多伴有局部瘙痒、疼痛、带下增多且色黄质稠、气味腥臭等症状，可能是西医学的外阴尖锐湿疣、假性湿疣或其他外阴赘生物等，其病机多与肝经湿热下注、气血瘀滞有关。龙胆泻肝汤本为清利肝经湿热之要方，加入大黄后，一方面增强清热泻火之功，直折肝经实热，另一方面借助大黄的通腑作用，使湿热之邪从大便而出，釜底抽薪，从而减轻湿热对阴部的熏蒸腐蚀，促使增生物或结块消散。

使用时需注意：龙胆泻肝汤中部分药物（如木通）有一定毒性，现代临床多以川木通替代关木通，需严格选择药材，避免肾毒性风险；大黄苦寒，易伤脾胃，不可长期大量使用，中病即止，脾胃虚寒者慎用；服药期间应忌食辛辣、油腻、甜腻食物，避免加重湿热；保持外阴清洁干燥，避免搔抓患处，防止继发感染；若阴门增生物质地坚硬、增长迅速或伴有出血，需及时进行妇科检查、病理活检等，排除恶性病变可能，不可仅凭本方治疗；孕妇禁用，若属寒湿或气血亏虚等证型，则不宜使用；治疗期间应避免性生活，防止交叉感染或加重局部损伤。

总体而言，本方体现了中医学"清热利湿以除邪"的思路，对湿热引起的阴门赘生物有一定辅助治疗作用，但需在专业医师指导下使用，结合现代医学检查明确诊断，尤其警惕恶性病变，确保治疗安全有效。

洗阴户疳疮方

苦参　荆芥　防风　蒺藜　羌活　蛇床子

先煎汤洗净，次用鲫鱼胆搽之，立效。

❀ **方药简释**　**1. 蒺藜**：蒺藜科植物蒺藜的干燥成熟果实。具有平肝解郁、活血祛风、明目、止痒的功效，主治头痛眩晕、胸胁胀痛、乳闭乳痛、目赤翳障、风疹瘙痒。**2. 蛇床子**：伞形科植物蛇床的干燥成熟果实。具有燥湿祛风、杀虫止痒、温肾壮阳的功效，主治阴痒带下、湿疹瘙痒、湿痹腰痛、肾虚阳痿。

❀ **主要成分**　苦参含苦参碱；蒺藜含蒺藜皂苷；蛇床子含蛇床子素；荆芥、防风、羌活含挥发油等；鲫鱼胆含胆汁酸等。

❀ **用　　法**　诸药水煎，洗患处；洗后用鲫鱼胆外涂。

❀ **点评指导**　阴户疳疮即发生于女性外阴及阴道的溃疡性病变，相当于西医学的外阴溃疡、软下疳、性病性淋巴肉芽肿、生殖器疱疹继发感染等。本方先以苦参、荆芥等煎汤外洗，再用鲫鱼胆外涂，适用于湿热证明显者，若疳疮属虚寒型或气血亏虚型（如疮面苍白、久不愈合、伴畏寒乏力），则不宜使用。此外还需结合现代医学明确诊断，确保治疗的针对性与安全性。

女人阴中冰冷方 气血虚也

蛇床子二钱　五味子二钱　丁香二钱　桂心二钱

上，为末，用绢作小袋，纳阴中。若虚怯者，服八物汤，加桂半分，数服温暖。

❀ **方药简释**　**八物汤**：中医经典方剂，组成多为熟地黄、白芍、当归、川芎、人参、白术、茯苓、甘草基础上加减化裁。具有益气养血、温经散寒的功效，主治气血两虚兼寒证。

❀ **主要成分**　蛇床子含蛇床子素；五味子含五味子甲素、乙素；丁香含丁香油酚；桂心含桂皮醛。

❀ **用　　法**　外用方：诸药研末，装入绢袋，纳入阴道内。内服八物汤：水煎服；若体质虚怯者，服用八物汤时加入半分桂心。

❀ **点评指导**　女人阴中冰冷多因气血亏虚、阳气不足，不能温煦阴户所致，常见于体质虚弱、产后失养或久病体虚者。本方采用内外合治之法，外用蛇床子、丁香、桂心等温肾散寒、通阳暖宫之品，直接作用于阴中以散寒邪，五味子收敛固涩，防止正气耗散；内服八物汤加桂心，益气养血以补其虚，温阳散寒以助其暖，标本兼顾。

洗宽方

石榴皮　菊花各等分

上，为细末，水一碗，煎至七分，洗阴户如童女。

❀ **方药简释**　1. **石榴皮**：石榴科植物石榴的干燥果皮。具有涩肠止泻、止血、驱虫的功效。2. **菊花**：菊科植物菊的干燥头状花序。具有散风清热、平肝明目、清热解毒的功效。

❀ **主要成分**　石榴皮含没食子酸；菊花含菊花酮、龙脑等。

❀ **用　　法**　诸药研细末，水煎至原水量的 70%，外洗。

❀ **点评指导**　从方剂名称"洗宽方"及"洗阴户如童女"的描述来看，该方的目的是通过外洗使阴户紧致，可能针对产后或其他原因导致的阴道松弛问题，但阴道松弛多与盆底肌损伤、阴道壁弹性纤维减少等有关，单纯依靠外洗药物难以从根本上改变其生理结构，所谓"如童女"的效果缺乏科学依据。甚至如有畏寒、分泌物清稀者，长期使用可能加重寒证。此外，阴道本身具有自净功能和正常的菌群平衡，频繁使用药物外洗可能破坏其酸碱度和菌群平衡，增加阴道炎等妇科疾病的风险；对于阴道松弛问题，现代医学更推荐通过盆底肌康复训练（如凯格尔运动）、物理治疗或必要时的手术治疗，而非依赖此类传统外洗方。

女人过忍小便致胞转方

此病有致死者

滑石末
葱汤调下二钱妙。

❀ **方药简释** **滑石末：** 硅酸盐类矿物滑石族滑石。具有
利尿通淋、清热解暑、外用祛湿敛疮的功效。

❀ **主要成分** 含水硅酸镁。

❀ **用　　法** 滑石研细末，用葱白煎汤调服。

❀ **点评指导** 本方针对"女人过忍小便致胞转"而设，
"胞转"即指膀胱气化不利导致尿液潴留，小便不通，若病情
严重确实可能因膀胱过度充盈、尿液反流等引发危险，甚至危
及生命。滑石末能利尿通淋，葱汤性温通阳，可助膀胱气化，
二者配合对于因憋尿导致的暂时性小便不通有一定缓解作用。

但需注意，对于胞转，尤其是病情紧急或伴有剧烈疼痛、
发热等症状时，应及时就医，明确病因（如尿路结石、感染、
神经源性膀胱等），采取导尿等更直接有效的措施，避免延误
病情；此外，日常生活中应避免长时间忍尿，养成及时排尿的
习惯，以减少泌尿系统问题的发生。

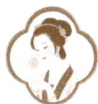

又方

滑石　寒水石　葵子 各二钱

煎服即利。

❀ **方药简释**　1. **寒水石**：多指硫酸盐类矿物芒硝的天然晶体。具有清热泻火、利尿的作用。2. **葵子**：即冬葵子，为锦葵科植物冬葵的干燥成熟种子。能利尿通淋、下乳、润肠。

❀ **主要成分**　滑石含含水硅酸镁；寒水石含硫酸钠；冬葵子含脂肪油、蛋白质、多糖等。

❀ **用　　法**　诸药水煎煮，内服。

❀ **点评指导**　本方在滑石基础上增加寒水石、冬葵子，增强了清热利尿的功效，适用于因热邪或湿热阻滞导致的小便不利，尤其对"过忍小便致胞转"属热证者可能更有效。寒水石清热泻火之力较强，葵子利尿通窍作用显著，三者配伍能快速通利水道，缓解尿液潴留。

再次提醒，对于胞转重症，如出现膀胱过度充盈、疼痛剧烈或伴有发热等症状，应及时就医，必要时采取导尿等急救措施。

又方

包茶箬叶烧灰　滑石

沸汤调二钱，亦妙。

✿ **方药简释**　箬叶：禾本科植物箬竹的叶。具有清热止血、解毒消肿的功效，烧灰后其性更涩，既能清热，又能收敛。

✿ **主要成分**　箬叶含纤维素、多糖、黄酮类，烧灰后成分多转化为无机盐等；滑石含含水硅酸镁。

✿ **用　　法**　箬叶烧成灰，与滑石混合，开水调和后温服。

✿ **点评指导**　本方与前方整体治疗思路相似，在滑石基础上加入箬叶烧灰，箬叶烧灰后兼具清热与收敛之性，与滑石的利尿通淋相配合，对于"过忍小便致胞转"属热证者有一定疗效。但此方仅为历史条件下的应急辅助之法，不建议自行使用。

睡中遗尿

用燕窠中草

上为末，不语而食之。

❀ **方药简释** **燕窠中草**：即燕子巢穴中的枯草、细枝、羽毛及泥土等，中医学认为其具有收敛固涩之效。

❀ **主要成分** 纤维素、矿物质等。

❀ **用　　法** 研末内服。

❀ **点评指导** 本方针对"睡中遗尿"而设，遗尿多与膀胱约束功能失常有关，小儿、老人或体质虚弱者较易出现。燕窠中草在传统用法中以收敛固涩为主要作用，但其疗效缺乏现代药理研究证实，更多属于民间经验方。需注意，服用时"不语而食"的要求可能与传统用药的某些禁忌或心理暗示有关，实际意义有限；对于遗尿症状，应先明确病因，如小儿遗尿多与神经系统发育不完善相关，随年龄增长可能自行缓解，老人遗尿可能与前列腺问题、脑血管疾病等有关，不可单纯依赖本方；若遗尿频繁且伴有腰膝酸软、畏寒等症状，可能属肾虚不固，可在专业医师指导下配伍补肾固涩药物；此外，日常生活中应注意睡前减少饮水，养成定时排尿习惯，对改善遗尿有一定帮助，若症状持续不缓解，建议及时就医排查器质性疾病。

省溺 此女人出外之良方

生银杏七枚，食之，则终日不欲解。

❀ **方药简释** 生银杏：即银杏（俗称白果）的生品，为银杏科植物银杏的干燥成熟种子。具有敛肺定喘、止带缩尿的功效。

❀ **主要成分** 银杏酸、银杏酚、银杏醇等。

❀ **用　　法** 生银杏去除外壳及种皮（内皮），直接生食。

❀ **点评指导** 本方专为古代女性外出时减少排尿需求而设，利用生银杏的缩尿作用暂时抑制排尿欲望，在缺乏便利如厕条件的情况下可作为应急之法。但生银杏有毒，其毒性成分银杏酸、银杏酚等对胃肠道和中枢神经系统有刺激作用，生食易引起恶心、呕吐、腹痛、腹泻，甚至抽搐、昏迷等中毒症状。此外，刻意抑制排尿（如"终日不欲解"）会增加膀胱负担，易引发尿路感染、膀胱炎等问题，不利于泌尿系统健康，不建议使用。

女人阴毛生虱方 即八脚子也

生白果研烂，擦之愈。

❀ **方药简释** 生白果：同前方。

❀ **主要成分** 同前方。

❀ **用　　法** 生白果研磨至烂糊状，直接涂抹于患处。

❀ **点评指导** 本方通过生白果的毒性和刺激性外用治疗阴虱，是民间经验用法。阴虱为寄生虫病，主要通过密切接触传播，治疗的关键在于彻底杀灭虫体及虫卵。生白果中的酚类成分虽可能对阴虱有一定作用，但效果缺乏明确的现代研究证实，且生白果毒性较强，直接外用可能刺激皮肤黏膜，引起红肿、瘙痒、疼痛等不适，尤其皮肤破损者使用风险更高；此外，生白果的毒性成分若经皮肤吸收过多，还可能引发全身中毒反应（如恶心、呕吐、头晕等），安全性较差。

现代临床治疗阴虱多采用外用百部酊等药物，疗效明确且相对安全，同时需注意将阴毛剃除，煮沸消毒内衣裤及床上用品，避免重复感染。因此，不建议采用本方。

又方

百部汤洗亦妙

❀ **方药简释**　**百部**：百部科植物直立百部、蔓生百部或对叶百部的干燥块根。具有润肺止咳、杀虫灭虱的功效。

❀ **主要成分**　百部碱、百部定碱、原百部碱。

❀ **用　法**　百部加水煎煮，制成汤剂外洗患处。

❀ **点评指导**　本方以百部汤外洗治疗阴虱，相较于生白果外用更为安全有效，是传统医学中较为合理的用法。百部的杀虫作用明确，其生物碱可麻痹虫体神经系统，导致寄生虫死亡，对阴虱及虫卵均有一定杀灭效果，且外用安全性较高，刺激性较小，适合皮肤黏膜部位使用。现代医学也常将百部作为治疗阴虱的推荐药物之一（如制成百部酊），其疗效已得到验证。

使用时需注意药液需现用现煎，避免久放变质；清洗后应将换下的内衣裤等用沸水浸泡消毒，防止虫卵残留导致复发；若家庭成员或密切接触者同时感染，需同步治疗，避免交叉感染。

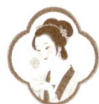

治阴毛中生异虱

用银杏捻碎，揩擦即绝其根。

❀ **方药简释**　**银杏**：银杏科植物银杏的干燥成熟种子，俗称白果。功效为敛肺定喘、止带缩尿。

❀ **主要成分**　银杏酸、银杏酚、银杏醇等。

❀ **用　　法**　银杏捻碎，直接揩擦于阴毛及寄生异虱的部位。

❀ **点评指导**　本方以银杏捻碎揩擦治疗阴毛异虱，是历史条件下民间利用其毒性和刺激性应对寄生虫的方法，但存在明显的局限性和风险。相关内容在"省溺""女人阴毛生虱方"中均有涉及，不再赘述。

经血部

治女人经次不行

经年积血在关元，昼夜停深不得眠，

青皮乌药姜香附，莪术三棱方得全。姜即干姜也。

❀ **方药简释** **1. 莪术**：姜科植物蓬莪术、广西莪术或温郁金的干燥根茎。具有破血行气、消积止痛的功效，是治疗瘀血重症的核心药物之一。**2. 三棱**：黑三棱科植物黑三棱的干燥块茎。功效与莪术相似，与莪术配伍可增强破瘀消积之力。

❀ **主要成分** 青皮含柠檬烯等；乌药含乌药烷等；莪术含莪术醇；三棱含皂苷、有机酸等；香附含香附烯等。

❀ **用　　法** 诸药研末或取饮片，水煎内服。

❀ **点评指导** 本方针对气滞血瘀所致的闭经（经次不行），以理气活血、破血逐瘀为法，适用于瘀血阻滞日久、兼有气滞或寒象者（如少腹刺痛拒按、经色紫暗有块、舌紫暗有瘀斑）。但需注意，方中药物多峻猛，莪术、三棱破血力强，青皮破气，长期使用易伤正气，严禁用于气血虚弱、肝肾不足的虚证闭经，孕妇禁用，月经期、有出血倾向者及阴虚火旺者慎用。

治女人经次不调

条芩一两，切作片子，老酒昼晒夜浸，三昼夜接出，晒干

为极细末，待经来二日，服之五分，无灰老酒① 送下，第三日服之一钱。

✤ **方药简释**　**条芩：**即黄芩的一种，通常指品质较优的黄芩。

✤ **主要成分**　黄芩苷、黄芩素、汉黄芩苷、汉黄芩素等。

✤ **用　　法**　条芩切片状，白天晾晒，夜晚浸入老酒中，3 日后取出，将条芩片晒干、研极细末；待月经来潮的第 2 天，取适量药末用无灰老酒送服，第 3 天同法服双倍药粉。

✤ **点评指导**　本方以条芩为单一药物，通过老酒炮制后使用，针对的可能是血热或湿热导致的经次不调，如月经先期、经量过多、经期延长且经色鲜红、质稠，伴心烦、口干、口苦等症状，黄芩的苦寒之性经酒制后有所缓和，既能清泻血热，又借酒的温通之性促进药力运行。但需注意，黄芩性寒，脾胃虚寒者（如平素腹泻、腹痛喜温、食欲不振）慎用，以免损伤脾胃阳气；月经量少、月经后期属虚寒证者禁用，否则会加重寒凝血瘀，导致症状加剧。

---

① 　无灰老酒：不加石灰等添加剂的纯净黄酒。

治血淋

阿胶二两，麸炒　猪苓　滑石　泽泻各一两　赤茯苓一两
车前子五钱
上咀，每服三钱，白水煎，五更早服。

❀ **方药简释**　**1. 阿胶：**马科动物驴的干燥皮或鲜皮经煎煮、浓缩制成的固体胶。能补血滋阴、润燥、止血。**2. 猪苓：**多孔菌科真菌猪苓的干燥菌核。能利水渗湿。**3. 泽泻：**泽泻科植物泽泻的干燥块茎。能利水渗湿、泄热。**4. 赤茯苓：**多孔菌科真菌茯苓的干燥菌核近外皮部的淡红色部分。能导湿热从尿而出。

❀ **主要成分**　阿胶含胶原蛋白、氨基酸；猪苓含猪苓多糖、甾醇等；泽泻含泽泻萜醇、泽泻素等；赤茯苓含茯苓多糖、三萜类化合物等；滑石含含水硅酸镁；车前子含车前子苷、多糖等。

❀ **用　　法**　除阿胶烊化外，其余诸药切成粗末，水煎内服。

❀ **点评指导**　本方以"利水渗湿、清热止血"为核心，适用于湿热下注所致的血淋，症见小便频数、灼热涩痛、尿中带血、色鲜红或紫红、小腹拘急等。方中除阿胶外，合力利水通淋、清泻湿热，从根本上消除血淋的病因；阿胶止血而不恋邪，兼顾血淋"出血"之症，攻补结合，使湿热去而血自止。但阿胶滋腻，湿热偏重者需酌情减量，以免碍湿；无湿热表现者禁用。

血崩

兔头一个

上，烧灰为末，好酒调下。

❀ **方药简释** **兔头**：兔科动物家兔或野兔的头部。具有止血、解毒等功效，通过烧灰存性取其收敛止血之效。

❀ **主要成分** 蛋白质、脂肪、矿物质（如钙、磷、铁等）。

❀ **用　　法** 兔头烧灰、研末，黄酒送服。

❀ **点评指导** 本方为单味药（兔头烧灰）治疗血崩的简易方，其核心在于利用兔头烧灰后的收敛固涩之性以止血，适用于气虚失摄或血热妄行所致的血崩初起，症见非经期阴道出血、色淡或鲜红。若为血瘀所致的血崩（如血色紫暗、有血块、腹痛拒按），使用收敛之品可能导致瘀血内留，加重病情，故需在中医师辨证后使用。此外，兔头烧灰止血的作用相对局限，仅适用于轻症血崩或作为应急措施，对于严重血崩（如出血不止、伴有头晕、心慌、面色苍白等贫血症状），需及时采取现代医学止血措施，以免因失血过多危及生命。

女人血崩不止方 此名一笑散

新绵一口

上，烧为末，空心白酒调下，立止。

❀ **方药简释** **新绵：** 蚕茧吐出的丝絮加工而成。烧灰后具有收敛止血之效。

❀ **主要成分** 蚕丝蛋白（主要含丝氨酸、甘氨酸等氨基酸）。

❀ **用　　法** 新绵适量烧灰，空腹用白酒调服。

❀ **点评指导** 本方名为"一笑散"，凸显其对血崩的快速止血作用，核心在于利用新绵烧灰后的收敛固涩之性，适用于妇女血崩紧急发作的轻症，作为临时应急措施。但新绵烧灰止血的作用机制单一，仅为收敛止血，血崩若为瘀血阻滞所致（如血色紫暗、夹有血块），使用收敛止血的"一笑散"可能导致瘀血滞留体内，反而使出血更难止住，故需在明确无明显瘀象时使用。

此外，对于严重血崩（如出血持续不止、伴有头晕、乏力、心慌、血压下降等休克前期表现）可能无效，需立即采用现代医学手段（如静脉补液、止血药物甚至手术止血），以免延误病情。止血后需进一步排查血崩病因（如子宫肌瘤、功能失调性子宫出血、妇科炎症等），针对根源治疗，避免复发。

赤白带下 ①

白芍二两　干姜五钱

上，为末，每服三钱，米饮下。二服一日，忌生冷。

❀ **方药简释**　1. 白芍：毛茛科植物芍药的干燥根。具有养血调经、敛阴止汗、柔肝止痛等功效。2. 干姜：姜科植物姜的干燥根茎。具有温中散寒、回阳通脉、温肺化饮等功效。

❀ **主要成分**　白芍含芍药苷、牡丹酚等；干姜含姜辣素等。

❀ **用　　法**　诸药研末，米汤送服，每日 2 次。

❀ **点评指导**　本方由白芍与干姜配伍而成，针对赤白带下，从肝脾调和、寒热兼顾的角度入手。方中白芍酸敛养血，可防湿浊耗伤阴血，干姜辛热散寒，能助脾运化以祛湿，二者配伍，使燥湿而不伤阴，敛阴而不滞湿。但需注意，赤白带下的病因复杂，若为湿热下注（带下色黄、质稠、有臭味、伴有外阴瘙痒）或热毒炽盛（带下脓血、气味恶臭）所致，则不宜使用本方，误用可能加重湿热或热毒，导致病情恶化。

---

①　赤白带下：中医病症名。指女性阴道分泌物异常，表现为白带中混有红色或淡红色血丝。病机多为湿热下注、脾肾亏虚或冲任不固等。

妇人白带

羊眼豆花不拘多少，紫花不用

上，为末，酒下或炒米煮饮调末二钱，入炒盐少许，空心数服即效。

❀ **方药简释** 羊眼豆花：即扁豆花，为豆科植物扁豆的花，通常选取白色花朵（方中明确"紫花不用"）。具有健脾和胃、化湿止带之效。

❀ **主要成分** 槲皮素、山奈酚、氨基酸、挥发油、维生素等。

❀ **用　　法** 扁豆花晒干、研末。空腹酒送服，或用炒米煮成的米汤调服，同时加入少许炒盐。

❀ **点评指导** 本方以扁豆花健脾化湿、和中止带，适用于妇人因脾虚湿盛导致的白带症，症见白带量多、色白、质地清稀、无明显臭味，伴有食欲不振、腹胀便溏、乏力等脾虚表现。加入炒盐少许，取其咸味入肾、固涩止带之效，且能引药入下焦，增强止带作用；炒米煮饮调服则进一步借助炒米的健脾之功，与扁豆花协同，从脾胃根本调理湿浊来源。

又方

白鸡冠花阴干

上，为末，空心酒下。

❀ **方药简释** **白鸡冠花：** 苋科植物鸡冠花的干燥白色花序。具有收敛止血、止带、止痢、清热利湿的功效。

❀ **主要成分** 山奈苷、苋菜红苷、松醇、皂苷、蛋白质等。

❀ **用　　法** 白鸡冠花阴干、研末，空腹酒送服。

❀ **点评指导** 本方以单味白鸡冠花入药，组方简便，针对妇人带下（尤其是白带或黄带），利用其收敛止带与清利湿热的双重作用，适用于湿浊或湿热下注所致的带下病，症见带下量多、质地黏稠，或伴轻微异味、阴部略感不适等。白鸡冠花的收敛之性可直接减少带下分泌，凉性则能清解可能存在的湿热，对于轻症带下病有一定疗效。对于带下夹血、持续日久不愈者，需排查妇科肿瘤等器质性疾病，避免延误诊治。

胎部

女人无子秘方

正月雨水

夫妻各饮一杯合房，当时有子，简易屡念，价值百金。

❀ **主要成分** 水及杂质。

❀ **点评指导** 本方所谓"女人无子秘方"缺乏科学依据，属于民间流传的偏方。从现代医学角度来看，生育是一个复杂的生理过程，涉及男女双方的生殖系统健康（如女性卵巢功能、输卵管通畅度、子宫环境，男性精子质量、数量等）、内分泌调节、同房时机等多种因素，绝非单纯依靠饮用特定时间的雨水就能实现受孕。正月雨水本质上与普通自然降水成分一致，并无特殊的"助孕成分"，其所谓"当时有子"的说法缺乏医学证据支持，更多是古代对自然现象的附会或巧合归纳。

对于不孕不育问题，现代医学强调通过科学检查明确病因（如女性排卵障碍、子宫内膜异位症、男性少弱精症等），并针对性采取药物治疗、辅助生殖技术（如人工授精、试管婴儿等）等方法。依赖此类偏方不仅可能延误正规治疗时机，还可能因忽视潜在疾病（如输卵管堵塞、内分泌失调等）而影响生育计划。

女人妊娠小便不禁方

桑螵蛸十二枚

上，为末，分作二服，米饮下，立住。

❀ **方药简释** 桑螵蛸：螳螂科昆虫大刀螂、小刀螂或巨斧螳螂的干燥卵鞘。具有固精缩尿、补肾助阳之效，适用于肾虚不固所致的小便不禁、遗尿等症。

❀ **主要成分** 蛋白质、氨基酸、磷脂、糖、脂肪、钙、铁等。

❀ **用　法** 桑螵蛸去除杂质，晒干研末，用米汤送服。

❀ **点评指导** 妊娠期间，随着子宫增大压迫膀胱，部分孕妇可能出现小便频数，属正常现象。

若无明显诱因出现尿液不自主流出、遇劳加重，伴有腰膝酸软、神疲乏力等，为肾气亏虚、膀胱失约的表现，可选用本方进行治疗。方中桑螵蛸补肾固涩、缩尿止遗，又用米汤送服，取其健脾养胃之效，脾胃健则气血生化有源。

但若小便不禁伴有尿急、尿痛、尿液浑浊（可能为尿路感染），或因子宫过度压迫、盆底肌松弛严重导致的漏尿，则不宜用本方；此外，若孕妇本身有阴虚火旺表现（如口干、心烦、小便黄赤），使用桑螵蛸需谨慎，以免其收敛之性加重内热。

治有孕咳嗽

贝母去心，麸皮炒令黄

上，麸皮为末，研砂糖拌匀，丸如鸡头大，含化，
神效。

✿ **方药简释** **贝母**：百合科植物川贝母、暗紫贝母等的
干燥鳞茎。具有清热润肺、化痰止咳的功效。

✿ **主要成分** 贝母素甲、贝母素乙、川贝碱、甾体皂苷等。

✿ **用　　法** 贝母去心，麸炒法①炮制后，研末，与砂糖
拌匀，搓制成如鸡头大小的药丸，含化。

✿ **点评指导** 本方专为妊娠期间咳嗽而设，组方精简，
针对性强。贝母润肺化痰止咳，适合孕期肺燥或轻度肺热咳嗽
（症见干咳少痰、咽干口燥，或痰少而黏）；麸炒贝母可缓和其
寒性，避免损伤孕妇脾胃；加入砂糖既能调味，又能润肺生
津，辅助贝母止咳；含化的服用方式使药物直接作用于咽喉、
呼吸道，起效更直接，且减少药物对胃肠道的刺激，适合孕妇
服用。但若咳嗽剧烈、持续日久，或伴有发热、咳痰黄稠、胸
闷气促等症状，可能提示呼吸道感染（如感冒、支气管炎等），
应及时就医。

————————

① 麸炒法：将麸皮撒入热锅中，待冒烟时加入药物，不断翻炒至药物
表面呈黄色，取出后筛去麸皮，放凉。

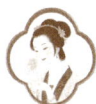

胎动

砂仁

上，捣烂煎汤，服之即定。

❀ **方药简释**　砂仁：姜科植物阳春砂、绿壳砂或海南砂的干燥成熟果实。化湿开胃、温脾止泻、理气安胎，主要用于湿浊中阻，脘痞不饥，脾胃虚寒，呕吐泄泻，妊娠恶阻，胎动不安。

❀ **主要成分**　龙脑、乙酸龙脑酯、樟脑、柠檬烯、β- 蒎烯等。

❀ **用　　法**　砂仁捣烂，煎汤内服。

❀ **点评指导**　胎动是胎儿在子宫内的活动，正常胎动是胎儿健康的表现，但若出现胎动异常（如过于频繁、减弱或伴随腹痛、阴道出血等），可能提示胎儿宫内缺氧、先兆流产等问题。

本方治疗胎动不安，是基于砂仁理气安胎的功效。砂仁性温而不燥，能入脾胃和肾经，在调理脾胃、化湿行气的同时，可针对因气机阻滞、脾胃不和或肾气不固所致的胎动不安（如腹痛、腹部下坠感、腰酸，或伴有恶心呕吐等症状）发挥作用。从现代医学角度看，砂仁可缓解子宫平滑肌痉挛、改善胃肠道功能有关。若胎动异甚至出现先兆流产等情况，须立即就医，进行 B 超、孕酮等相关检查，明确病因并采取针对性治疗。

治触动胎气腹痛下血

缩砂不拘多少，于熨斗内炒透，去皮取仁

上，研为末，每服二钱，热酒调下。

🌸 **方药简释** **缩砂**：皮紧缩皱，形色如砂，又名砂仁。暖胃温脾、消化酒食，治疗心腹中虚冷痛、霍乱转筋、呕吐水泻、赤白痢、休息痢、气痢、奔豚气、妊娠触伤、胎动腹痛等。

🌸 **主要成分** 乙酸龙脑酯、樟脑、龙脑、柠檬烯等。

🌸 **用　　法** 缩砂适量放入熨斗内用文火炒至熟透，取出后剥去外壳，取其种仁；将种仁研末，热酒调服。

🌸 **点评指导** 本方专为"触动胎气腹痛下血"而设，是中医血安胎的经典简易方。从病机来看，"触动胎气"多因妊娠期间不慎劳累、外伤、情志波动或饮食失宜等，导致气机逆乱、脾肾亏虚，胎元不固，进而出现腹痛、下血。缩砂性温能散寒，味辛能行气，炒后可增强其温脾固肾之力，减少其辛散之性，更适合安胎。只是方中用热酒调服，虽能助缩砂温通气血、散寒止痛，但孕期应尽量避免饮酒，可咨询医生后改用温开水送服。总之，此类方剂仅可作为应急辅助手段，须在医生指导下规范治疗。

治胎漏

葱白一把

上，浓煎汁饮之，其效。

❀ **方药简释** 葱白：百合科植物葱的近根部的鳞茎。具有发汗解表、散寒通阳之功，可用于风寒感冒或因阳气不足、寒凝血滞所致的胎漏。

❀ **主要成分** 大蒜素、葱蒜辣素、维生素 C、维生素 B 族等。

❀ **用　　法** 葱白用大火煮沸后转小火浓煎，取汤汁温服。

❀ **点评指导** 本方以葱白浓煎治疗胎漏，基于葱白温阳通阳、调和气血的功效，适用于辨证为阳气不足、寒邪凝滞所致的轻症胎漏（如孕期少量出血、色暗或淡，伴见怕冷、手足不温、小腹微冷、舌淡苔白等症状）。

从现代医学角度看，胎漏多对应先兆流产、宫外孕、胎盘前置状态等情况，其发生与胚胎发育异常、母体激素水平不足、子宫病变等因素相关。因此，本方仅可作为传统文献记载的参考，绝不能替代现代医学的诊断和治疗。孕期出血务必第一时间就医，明确病因后在医生指导下规范处理，切勿自行用药，以免造成严重后果。

治死胎 产母寒战便是

鱼胶黄干者三钱，炒黄研末　麝香三分

上，为末，以好酒送下。酒用铁炉烧红，置碗中，浇热。

✿ **方药简释**　**1.鱼胶：**鱼鳔的干制品。具有补肾益精、滋养筋脉、止血、散瘀、消肿之效。**2.麝香：**鹿科动物林麝、马麝或原麝成熟雄体香囊中的干燥分泌物。具有开窍醒神、活血通经、消肿止痛之功，其活血通经之力峻猛，古代常用于难产、死胎不下等症，能推动气血运行，促使死胎排出。

✿ **主要成分**　鱼胶含胶原蛋白、黏多糖、多种氨基酸；麝香含麝香酮、胆甾醇、甾体激素、脂肪酸、蛋白质等。

✿ **用　　法**　诸药研末，热酒调服。

✿ **点评指导**　本方为古代用于"死胎"的急救方，其思路基于鱼胶的补养散瘀与麝香的峻烈活血通经作用，试图通过增强子宫收缩、推动气血以排出死胎。

但从现代医学角度看，死胎指妊娠 20 周后胎儿在子宫内死亡，其成因复杂（如胎盘功能异常、胎儿畸形、感染、母体并发症等）。死胎滞留过久可能引发凝血功能障碍（弥散性血管内凝血），导致严重出血，危及母体生命。现代医学处理需通过 B 超确诊死胎后，及时住院引产（如使用缩宫素、米索前列醇等），并预防出血及感染，绝非单方草药可替代。

　　此外，麝香活血通经之力极强，虽能兴奋子宫，但剂量难以控制，可能导致子宫强烈收缩引发子宫破裂、大出血，且麝香对母体肝肾功能有潜在毒性，现代临床已极少用于引产。鱼胶黄虽有滋养作用，但单方无法解决死胎滞留的根本问题，且炒黄研末的炮制方法也无法消除死胎引发的感染、凝血异常等风险。

　　因此，若孕妇出现"寒战"等疑似死胎症状（现代医学中死胎典型表现为胎动消失、腹痛、阴道出血等），需立即就医，通过 B 超确诊，绝对禁止自行服用含麝香的方药。毕竟古代方剂的应用需结合当时医疗条件，其安全性和有效性未经现代循证医学验证，尤其涉及妊娠危重症时，必须以现代医学规范治疗为核心，避免因盲目用药延误病情，导致母体生命危险。

治下死胎

麝香五分，另研　官桂末三钱，和匀

上，作一服，温酒调下，须臾如手推下。未下再服。

🌸 **方药简释**　**官桂**：樟科植物肉桂的干燥树皮（较薄者）。具有补火助阳、散寒止痛、温经通脉的功效。

🌸 **主要成分**　麝香含麝香酮、胆甾醇、甾体激素等；官桂含桂皮醛、鞣质、黏液质等。

🌸 **用　　法**　麝香单独研末，与官桂末混匀，温酒调服。

🌸 **点评指导**　本方是古代用于治疗死胎不下的方剂，通过麝香的峻烈活血通经作用与官桂的温阳散寒功效，试图增强子宫收缩、推动气血以排出死胎，但从现代医学角度看，存在极大风险。死胎在现代医学中需经 B 超确诊，且死胎滞留过久可能引发母体凝血功能障碍（如弥散性血管内凝血），导致严重出血，处理需住院引产（如用缩宫素、米索前列醇等），并监测凝血功能，绝非此方所能替代。麝香兴奋子宫作用强烈，剂量难控，易导致子宫强直性收缩，引发子宫破裂、大出血；官桂性大热，过量可能加重出血风险。因此，现代临床绝对禁止使用本方，若怀疑死胎，需立即就医，遵循规范诊疗流程，切勿自行用药。

又方

儿印_{不以多少，黄色者去毛}①

上，研为末，每服二钱，酒一盏，煎八分，通口饮，立效如神。

❀ **方药简释**　儿印：具体来源不详。

❀ **主要成分**　不详。

❀ **用　　法**　儿印选黄色者去毛，研末，酒煎煮内服。

❀ **点评指导**　本方为古代用于胎产急症的经验方，其思路可能是借助药物的逐瘀通经之效，通过酒煎增强其活血走窜之力，试图快速缓解病症。但需明确的是，"儿印"本身名称存疑，且若为蜣螂等虫类药，多有小毒，其毒性成分及剂量难以把控，可能对胃肠道、肝肾功能造成损害；同时，胎产急症（如下死胎、难产）成因复杂，需立即就医，遵循专业诊疗方案。

----

①　儿印：结合"黄色者去毛"的描述推测可能为蜣螂（屎壳郎）的一种，因蜣螂在古代文献中记载有"破瘀散结、通利水道、下死胎"之功，且其虫体多呈黄褐色，体表有毛，需去毛使用。但此处仅作为一家之言推测，并无实据。

治横逆手足先出或子死腹中

用灶中心对锅底下土，细研。每服一钱，酒调。

❀ **方药简释**　灶中心对锅底下土：即灶心土，又称伏龙肝。久经柴草熏烧的灶底中心的土块。有温中止血、止呕、止泻之功。

❀ **主要成分**　硅酸、氧化铝、氧化铁、氧化钙等。

❀ **用　　法**　取灶心土研细末，用酒调服。

❀ **点评指导**　本方是古代应对横位难产（手足先出）或子死腹中的方剂，但从现代医学角度看，其有效性缺乏科学依据，且存在极大风险。横位难产是产科急症，若处理不当可能导致子宫破裂、母婴死亡，现代医学需通过产科检查明确胎位，及时采取剖宫产等规范措施终止妊娠，确保母婴安全；子死腹中则需住院评估，根据具体情况选择引产方式，并监测母体凝血功能，预防并发症。灶心土的主要成分为矿物质，无法起到纠正胎位、促进死胎排出的作用，盲目服用不仅无效，还可能延误最佳治疗时机，导致严重后果。因此，现代临床绝对禁止使用此类方剂，孕妇若出现难产迹象或胎动异常，必须立即前往正规医院产科就诊，接受专业诊疗，切勿依赖古方而危及生命。

横生倒养

葱七茎

上，葱七茎，只将六茎捣烂，一茎不捣。煎汤入桶
内，令产妇跨坐，将那一茎不捣的吃下，立生。

❀ **方药简释** **葱**：百合科植物葱的新鲜全草或鳞茎。具
有发汗解表、散寒通阳、解毒散结的功效。

❀ **主要成分** 大蒜素、二烯丙基硫醚等。

❀ **用　　法** 取葱七茎，将其中六茎捣烂，一茎保持完
整不捣；将捣烂的六茎葱煎汤，倒入桶内，让产妇跨坐在桶
上，同时将未捣的葱吃下，据称能立即顺产。

❀ **点评指导** 本方是古代针对"横生倒养"（即横位、倒
位等异常胎位导致的难产）的处理方法，但从现代医学角度
看，完全不具备科学性和安全性，反而可能延误病情、危及母
婴生命。横生倒养属于高危难产，胎儿胎位异常会导致分娩梗
阻，可能引发子宫破裂、胎儿窘迫、大出血等严重并发症，现
代医学对此类情况有明确的诊疗规范：通过产前检查（如 B
超）提前发现异常胎位，孕期可尝试胸膝卧位等方法纠正，若
临产后仍为异常胎位，需紧急行剖宫产终止妊娠，以避免母婴
伤亡。

治逆生须臾不救母子俱亡

蛇壳一条　蝉壳十四个　头发一握

共烧为灰，分二服，酒调，并进二服，仰卧，霎时或用小绣针于小儿脚心刺三、七刺，用盐少许擦刺处，即时顺生，母子俱活。

❀ **方药简释**　1.**蛇壳**：即蛇蜕，游蛇科动物黑眉锦蛇、锦蛇或乌梢蛇等蜕下的干燥表皮膜。具有祛风、定惊、退翳、解毒的功效。2.**蝉壳**：即蝉蜕，蝉科昆虫黑蚱羽化时脱落的皮壳。具有疏散风热、利咽开音、透疹、明目退翳、息风止痉的作用。

❀ **主要成分**　蛇蜕含角蛋白、氨基酸、脂肪酸等；蝉蜕含甲壳质、蛋白质、氨基酸等；头发含角蛋白。

❀ **用　　法**　诸药烧制成灰，分两份酒调服；服药后仰卧，并用小绣针在胎儿脚心刺3~7下，用盐擦拭刺处，据称能顺产。

❀ **点评指导**　本方是古代应对"逆生"（即脚先出的难产）急症的方剂，其思路基于传统"虫类药走窜通络""烧灰存性"的理论，试图通过药物与针刺结合缓解危象，但从现代医学角度看，其方法既无科学依据，又存在极大风险。如前所述，一旦出现难产迹象，须立即前往正规医院，由产科医生评估并施治。

催生丹

五月以前老鼠，取阴子，去皮膜和末，研捣烂，为丸如黄豆大。临产时，以温酒送下。男左女右，捻药产出，神效异常。

❀ **方药简释**　阴子：睾丸，此处指五月以前老鼠的睾丸，可能被认为具有某种"催生"的功效，但并无科学依据支持。

❀ **主要成分**　蛋白质、脂肪、胆固醇、激素（如雄激素等）。

❀ **用　　法**　取五月以前老鼠的睾丸，去除皮膜后与其他杂质后，研磨捣烂，制成如黄豆大小的药丸。产妇临产时，用温酒送服。并提及"男左女右，捻药产出"，这一说法缺乏科学依据。

❀ **点评指导**　笔者一再强调，书中所载催生类方剂在现代医学视角下是完全不科学且极其危险的。本方亦如此。首先，老鼠本身可能携带多种病原体，如细菌、病毒、寄生虫等，其睾丸作为动物器官，未经严格处理直接入药，极易导致产妇感染，引发严重的妇科炎症甚至全身性感染，危害产妇健康。其次，从功效上看，老鼠睾丸的成分无法产生促进子宫收缩、帮助胎儿娩出的作用，所谓"神效异常"并无任何科学依据。分娩是一个复杂的生理过程，若出现难产等异常情况，必须依靠现代医学的专业诊断和治疗，如剖宫产等规范手段，才能保障母婴安全。

兔脑催生丹

十二月**兔脑**去膜，研如泥　　**通明乳香**一钱，研细　　**母丁香**
一钱，为末　　**麝香**一钱，研细

上，以乳、麝、丁香拌匀，入兔脑髓和丸鸡豆大，
阴干油纸密封固。临产服一丸，温水送下，立产。
男左女右，手中握之而出，即效。

❀ **方药简释**　1. **兔脑**：兔科动物家兔或野兔的脑髓。2. **通
明乳香**：即乳香，橄榄科植物乳香树及同属植物树皮渗出的树
脂。具有活血定痛、消肿生肌之功。3. **母丁香**：桃金娘科植物
丁香的近成熟果实。具有温中降逆、补肾助阳之功。

❀ **主要成分**　兔脑主要含蛋白质；通明乳香含乳香酸；
母丁香含丁香油酚；麝香含麝香酮。

❀ **用　　法**　取十二月兔脑，去除筋膜后研磨成泥，加
入研细的通明乳香、母丁香、麝香，混匀后制成鸡豆大小的药
丸，阴干后用油纸密封保存。临产时取一丸，用温水送服，方
中提及"男左女右，手中握之而出"属于无科学依据的说法。

❀ **点评指导**　同前所述，本方是古代基于传统认知的催
生方剂，但现代医学证实其既不安全也无效。严禁使用。

胞衣不下

半夏　白蔹各一两

上，为末，每服一钱，难产一服，横生二服，倒生三服，儿死四服，神效。

❀ **方药简释**　1.**半夏**：天南星科植物半夏的干燥块茎。具有燥湿化痰、降逆止呕、消痞散结的功效。2.**白蔹**：葡萄科植物白蔹的干燥块根。具有清热解毒、敛疮生肌的功效。

❀ **主要成分**　半夏含麻黄碱、胡芦巴碱等；白蔹含黏液质等。

❀ **用　　法**　诸药共研末，内服。方中提及"难产一服，横生二服，倒生三服，儿死四服"，属于缺乏科学依据的用法描述。

❀ **点评指导**　胞衣不下（胎盘滞留）是分娩期严重并发症，若处理不及时，可能导致产后大出血、感染等危及产妇生命的后果，现代医学通常通过按摩子宫、使用宫缩剂、手动剥离胎盘或手术等方式处理。而该方剂中，半夏有毒性，未经规范炮制可能引发中毒，出现口舌麻木、恶心呕吐、呼吸困难等症状；白蔹对胎盘排出无实质作用，"神效"的说法毫无科学依据。产妇产后若出现胞衣不下，必须立即寻求现代医疗干预。

又方

草麻子十四粒，去壳

上，捣烂，以白面和成膏，贴脚心，胞衣下，速洗去。如肠出，即以此药涂顶心，回肠即效。

❀ **方药简释**　草麻子：即蓖麻子，大戟科植物蓖麻的干燥成熟种子。多用于治疗便秘、痈肿等，毒性较强。

❀ **主要成分**　蓖麻毒素、蓖麻碱、脂肪油（蓖麻油）等。

❀ **用　　法**　取蓖麻子十四粒，去除外壳后捣烂，与白面混合调成膏状，贴于脚心，待胞衣排出后需迅速洗去；若出现肠管脱出，将此药膏涂于头顶心，据称可使肠管回纳。

❀ **点评指导**　蓖麻子含剧毒成分蓖麻毒素，即使外用也可能通过皮肤吸收导致中毒，引发严重的胃肠道反应、神经系统损害甚至危及生命；所谓"贴脚心催生胞衣""涂顶心回肠"均无科学依据，胞衣不下若不及时处理会导致产后大出血，肠管脱出属于急症，需专业医疗人员进行消毒、复位等处理。出现相关情况应立即就医。

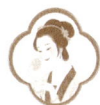

女人产后玉门① 不闭方

石灰一斗

用石灰于锅中炒令黄色，以水二斗，投入灰中，放冷澄清去灰。再用暖过，将玉门坐温汤中，以手掬洗，须臾门敛。

❀ **方药简释**　**石灰**：常见的无机化合物，经煅烧石灰石等矿物制得。外用多用于腐蚀赘疣、止血敛疮等。

❀ **主要成分**　氧化钙，与水反应后生成氢氧化钙（熟石灰）。

❀ **用　　法**　石灰炒至黄色后加水，待冷却后澄清，去除底部的石灰渣，将澄清的药液加热温透，坐浴熏洗。

❀ **点评指导**　石灰与水反应生成的氢氧化钙具有强碱性，其溶液会严重刺激和腐蚀阴道黏膜及周围皮肤，导致灼伤、溃疡、感染等，反而会加重产后会阴部的损伤，甚至引发长期的妇科问题；所谓"玉门敛"的效果并无科学依据，产后阴道松弛多因分娩时盆底肌损伤所致，需通过产后康复锻炼（如凯格尔运动）、物理治疗或必要时的手术修复，采取科学规范的处理方式。

---

① 玉门：此处特指子宫口。西晋·王叔和《脉经·脉证》载："带下有三门，一曰胞门，二曰龙门，三曰玉门。已产属胞门，未产属龙门，未嫁女属玉门。"当然，此说并无科学根据。

又方

白矾　瓦松　石榴皮

煎汤洗之。

❀ **方药简释**　1.**白矾**：硫酸盐类矿物明矾石经加工提炼制成。外用解毒杀虫、燥湿止痒。2.**瓦松**：景天科植物瓦松的干燥地上部分。具有凉血止血、解毒敛疮的功效。3.**石榴皮**：石榴科植物石榴的干燥果皮。内服涩肠止泻、止血，外用收敛。

❀ **主要成分**　白矾含含水硫酸铝钾；瓦松含黄酮类、有机酸等；石榴皮含鞣质、生物碱等。

❀ **用　　法**　诸药煎汤，外用熏洗。

❀ **点评指导**　此方虽相较于含石灰的方剂刺激性稍弱，但仍缺乏科学依据，且存在潜在风险。白矾有毒性，长期或反复外用可能对阴道黏膜造成刺激和损伤，破坏阴道正常菌群平衡，增加感染风险；瓦松和石榴皮的收敛作用微弱，无法有效解决产后玉门不闭（多因盆底肌损伤所致）的根本问题。建议产后相关问题咨询专业医护人员，采取安全有效的措施。

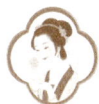

女人产后肠脱不收方

香油五斤

上，炼熟，以盆盛候温，却令产妇坐油盆中。半晌
吹皂角末鼻中，令妇作嚏，其肠立上。

❀ **方药简释**　**香油**：即芝麻油。具有润肠通便、滋阴润
燥、消肿止痛的功效，内服外用皆可。

❀ **主要成分**　脂肪酸甘油酯。

❀ **用　　法**　香油炼熟后放至温度适宜，让产妇坐于油
盆中，将皂角末吹入产妇鼻中，促使其打喷嚏。

❀ **点评指导**　产后肠脱不收属于盆底器官脱垂的一种，
多因分娩时盆底肌肉、韧带过度牵拉损伤所致，香油虽有润滑
作用，但仅靠坐于油盆中可能无法修复盆底组织的损伤，也不
能从根本上解决肠管脱出问题；通过吹皂角末刺激打喷嚏来促
使肠管回缩，是利用打喷嚏时腹压瞬间升高的机械力量，这种
方式不仅效果不可靠，还可能因腹压骤增对盆底组织造成额外
损伤，加重脱垂程度；此外，产后产妇身体虚弱，长时间坐于
油盆中易导致受凉，且操作过程中卫生条件难以保证，不建议
使用。

治产后子肠出不能救者

枳壳去穰，二两

上，煎汤，温浸良久，即入。

✤ **方药简释** **枳壳：** 芸香科植物酸橙及其栽培变种的干燥未成熟果实。具有理气宽中、行滞消胀的功效。

✤ **主要成分** 柠檬烯、芳樟醇、橙皮苷、新橙皮苷等。

✤ **用　　法** 枳壳去穰，煎汤后坐浴熏洗。

✤ **点评指导** 产后子肠脱出（多为盆底肌损伤导致的子宫脱垂或阴道壁膨出）是产后常见并发症，枳壳的理气作用对盆底组织的修复可能有一定的帮助，但其效果缺乏现代医学证实。且单纯温浸难以解决盆底肌松弛、韧带损伤的根本问题。现代医学对此类情况的处理需先评估脱垂程度，轻度者可通过盆底肌康复训练改善，严重者需手法复位或手术治疗，同时注意局部清洁防感染。

女人产后小便不禁方

鸡屎烧灰

上，为细末，空心酒调一钱，即住。

❀ **方药简释**　**鸡屎**：即鸡的粪便。

❀ **主要成分**　未消化的食物残渣、尿素、尿酸等。

❀ **用　　法**　将鸡屎烧制为灰，研细末，空腹用酒调服。

❀ **点评指导**　产后小便不禁多因分娩时盆底肌及尿道括约肌损伤、神经受损等导致，属于产后常见的盆底功能障碍问题，需通过专业评估后进行针对性治疗（如盆底肌康复训练、物理治疗、药物干预等）；鸡屎作为排泄物，烧制后仍无法去除其潜在的致病菌和有害物质，服用后可能引发胃肠道感染、中毒等严重健康问题，对产妇身体造成额外伤害，不建议使用。

女人产后肠中痒不可忍方

针线袋一枚

以袋暗安于产妇所卧褥下，勿令知之，痒即住。

❀ **点评指导** 此方类似"祝由"。祝由术最初是与巫术同源，到唐宋时期"巫""医"慢慢分离成独立的分支，自隋朝开始纳入官方医学范畴。客观来讲，古代民间偏方，有些完全不可信，有些虽机制不明，但验者众多。此方用法并无医学或心理学的根据，但好在无须内服外用，也不存在安全风险。

说回产后肠中痒，可能由多种原因引起，如肠道炎症、肠道菌群失调、饮食刺激、寄生虫感染等，需针对具体病因进行治疗（如调整饮食、抗感染、驱虫等）。

女人产后遍身如粟粒热如火方

桃仁二两

上，研烂，用猪脂调敷。日敷三次，粟退热除。

❀ **方药简释** **桃仁**：蔷薇科植物桃或山桃的干燥成熟种子。具有活血祛瘀、润肠通便的功效。

❀ **主要成分** 苦杏仁苷、挥发油、脂肪油等。

❀ **用　法** 桃仁研磨成烂泥状，用猪油调和后敷于患处。

❀ **点评指导** 产后遍身如粟粒热如火，可能是产后感染、过敏反应、痱子或其他皮肤炎症所致，需明确病因后针对性治疗。桃仁虽有一定药用价值，但外用时其成分难以通过皮肤发挥明确的抗炎、退热作用，且桃仁含苦杏仁苷，过量或长期使用可能存在毒性风险；猪脂虽能滋润皮肤，但对于热疹可能无效。

女人产后血晕筑心眼同风缩欲死方

荆芥穗末二钱

以童便调下。

✿ **方药简释** 荆芥穗末：唇形科植物荆芥的花穗。具有解表散风、透疹、消疮的功效，炒炭后有止血作用。

✿ **主要成分** 薄荷酮、薄荷脑、黄酮类、有机酸等。

✿ **用　　法** 荆芥穗研末，用童便调和后服用。

✿ **点评指导** 产后血晕是产后急症，多因产后大出血导致失血性休克、脑供血不足，或产后气血骤虚、气机逆乱所致，表现为头晕目眩、面色苍白、四肢厥冷甚至昏迷等，若不及时抢救可能危及生命。其治疗核心是快速止血、补充血容量、纠正休克，需由专业医护人员立即采取输血、输液、抗休克等规范措施；荆芥穗末有一定止血效果，但效力较弱，无法解决产后血晕的根本病因，更不能替代急救治疗。产后出现血晕症状必须立即就医。

治产后血晕、心闷气绝、腹内恶血不尽、绞痛

用红花酒煎，或以藕汁，二次饮之效。

❀ **方药简释**　**红花**：菊科植物红花的干燥花。具有活血通经、散瘀止痛的功效。

❀ **主要成分**　红花苷、红花醌苷、新红花苷、红花油等。

❀ **用　　法**　红花用酒或藕汁煎煮，内服。

❀ **点评指导**　产后血晕伴心闷气绝属于危急重症，多因大出血、休克或严重气血逆乱所致，此时首要任务是明确病因（如子宫收缩乏力、胎盘残留等导致的大出血），立即采取止血、抗休克（输血、输液）等急救措施，红花虽有活血散瘀作用，但无法快速止血或纠正休克；对于腹内恶血不尽、绞痛，需先通过检查明确是否存在胎盘胎膜残留、宫腔感染等问题，若为残留所致，需及时清宫，感染则需抗感染治疗，红花的散瘀作用仅对轻症瘀血阻滞有效，且需在医生指导下使用，过量可能增加出血风险；酒煎红花可能因酒精刺激加重产妇胃肠负担，尤其产后体质虚弱者需谨慎。

怪异部

女人梦与鬼交方

鹿角末

用三指一撮，和清酒，空心服一盏即出鬼精，神妙。

❀ **方药简释** **1.鹿角**：鹿科动物马鹿或梅花鹿已骨化的角或锯茸后翌年春季脱落的角基。具有温肾阳、强筋骨、行血消肿的功效。**2.清酒**：即古代的米酒或黄酒。具有一定的活血通络作用。

❀ **主要成分** 鹿角含胶质、磷酸钙等；清酒含乙醇和水。

❀ **用　　法** 取鹿角末与清酒调和，空腹口服。

❀ **点评指导** "梦与鬼交"本质上是一种与心理、精神状态相关的梦境体验，多与产后或经期女性激素变化、精神压力过大、焦虑、抑郁、睡眠障碍等因素有关，部分可能是神经系统或精神心理疾病的表现（如神经衰弱、焦虑症等），其根源在于生理或心理层面的异常，而非所谓"鬼怪作祟"。所谓"驱鬼"效果实属无稽之谈。若频繁出现此类梦境并伴随明显的精神困扰、情绪异常或睡眠障碍，应及时寻求心理医生或精神科医生的帮助，并排除心脑血管疾病等躯体疾病，通过心理疏导、情绪调节或药物治疗缓解症状。

女人被精怪迷方

苍术 不拘多少

上，为末，酒调，空心服一钱，当有妖怪之精泄出。
平胃散亦妙。

❀ **方药简释** 1.**苍术**：菊科植物茅苍术或北苍术的干燥根茎。具有燥湿健脾、祛风散寒、明目的功效。2.**平胃散**：中医传统方剂，由苍术、厚朴、陈皮、甘草组成，具有燥湿运脾、行气和胃的功效，主要用于湿滞脾胃所致的脘腹胀满、不思饮食等。

❀ **主要成分** 苍术醇、苍术酮、厚朴酚、陈皮苷、甘草酸等。

❀ **用　法** 苍术研末，用酒调和，空腹服用。

❀ **点评指导** "女人被精怪迷"是古代对女性精神心理异常或某些疾病症状的错误解读，并非存在所谓"精怪"。女性出现精神恍惚、行为异常等表现，多与心理因素（如压力过大、情绪创伤）、神经系统疾病（如癔症、精神分裂症）、内分泌紊乱或感染等有关，需通过医学检查明确病因，进行针对性治疗（如心理干预、药物治疗等）。苍术和平胃散仅对脾胃湿滞等轻症有效，无法改善精神心理异常，尤其空腹饮酒调服还可能刺激胃肠道。

洗练部

洗珍珠法

用乳浸一宿，次日以益母草烧灰淋汁，入麸少许，以绢袋盛珠轻手揉洗，其色鲜明如新，忌近麝香，能昏珠色。

❀ **方药简释**　**益母草**：唇形科植物益母草的新鲜或干燥地上部分。具有活血调经、利尿消肿等作用。

❀ **主要成分**　益母草碱、水苏碱、黄酮类、挥发油等。

❀ **用　　法**　先将珍珠用乳汁浸泡一夜，第二天将益母草烧成灰，灰中淋汁，并加入少许麸皮，把珍珠装入绢袋中，用手轻轻揉洗；需注意避免接触麝香，以防珍珠变色。

❀ **点评指导**　此方是古代民间流传的珍珠清洁方法，具有一定的实践智慧。从现代科学角度，珍珠主要成分为碳酸钙，易受酸、碱腐蚀，益母草灰汁呈弱碱性，加入麸皮后质地温和，配合绢袋轻揉，可去除珍珠表面的污垢而减少损伤，乳汁浸泡可能利用其中的蛋白质形成保护膜，一定程度上有助于保持珍珠光泽，这一清洁思路有一定合理性。但现代更建议用柔软布料蘸清水轻擦，或使用专用珠宝清洁剂。此外，麝香含挥发性成分，可能与珍珠表面物质发生反应导致变色，这一禁忌有一定参考价值。

洗油浸珠

用鹅鸭粪晒干，烧灰，热汤澄汁，绢袋盛洗。

❋ **方药简释**　**鹅鸭粪：** 鸭科动物鹅或鸭的粪便。

❋ **主要成分**　未消化的食物残渣、纤维素、蛋白质分解物等。

❋ **用　　法**　鹅鸭粪晒干、烧灰，开水浸泡，静置澄清后取上层汁液，将被油浸的珍珠装入绢袋中，用澄清的灰汁清洗。

❋ **点评指导**　此方是古代利用天然材料清洁油污的经验方法，其原理在于鹅鸭粪烧灰后的碱性汁液可分解油脂，对去除珍珠表面的油污有一定物理清洁作用，且绢袋的使用能减少对珍珠的摩擦损伤，体现了古人的实用智慧。但从现代角度看，这种方法存在明显局限：一方面，鹅鸭粪烧灰后的汁液可能含有杂质，若清洗不彻底，残留的灰分可能对珍珠（主要成分为碳酸钙）产生缓慢腐蚀；另一方面，其清洁效率远不及现代温和的中性洗涤剂，且操作过程不卫生，可能引入细菌等污染物。珍珠作为有机宝石，质地脆弱，油脂污染更建议用柔软的无绒布蘸取少量清水或专用珠宝清洁剂轻轻擦拭，避免接触强酸、强碱或刺激性物质。

洗焦赤色珠

以槵子皮，热汤浸水洗，研萝卜淹一宿，即洁白。

❀ **方药简释**　**槵子皮：**无患子科植物无患子的果皮，又称"肥皂果"，传统民间常用其果皮浸液去污。

❀ **主要成分**　槵子皮含无患子皂苷；萝卜含淀粉酶等。

❀ **用　　法**　槵子皮用热水浸泡，取浸液清洗焦赤色的珍珠；再将萝卜研碎，用其腌渍珍珠一夜，据称可使珍珠变白。

❀ **点评指导**　此方体现了古人利用天然植物成分清洁珍珠的尝试，槵子皮的皂苷成分确实具有去污能力，类似天然"肥皂"，热水浸出液可初步清洁珍珠表面的焦赤色污渍；萝卜的有机酸和酶类可能对残留污渍有一定软化作用，这一思路符合古代利用天然物质清洁的经验逻辑。当然，如前所述，现代保养中，若珍珠出现变色或污渍，建议用柔软布料蘸清水轻擦，避免使用任何酸性或碱性物质，顽固污渍需由专业珠宝保养人员处理。

洗赤色珠

以芭蕉水洗，兼浸一宿，自然洁白。

❀ **方药简释**　**芭蕉**：芭蕉科植物芭蕉的全株。其汁液有天然清洁特性。

❀ **主要成分**　糖类、有机酸、植物黏液质等。

❀ **用　　法**　取芭蕉汁作为洗涤剂，先用其清洗赤色的珍珠，之后再将珍珠放入芭蕉汁中浸泡一夜，据称能使珍珠变白。

❀ **点评指导**　此方是古代利用植物汁液清洁珍珠的经验方法，体现了古人对天然材料清洁特性的运用。芭蕉汁质地温和，其中的黏液质和有机酸可能对珍珠表面的赤色污渍（如污垢沉积、轻微氧化层等）有一定软化和去除作用，且浸泡方式能减少物理摩擦对珍珠的损伤。总体而言，此方反映了古人利用天然温和材料保养珍珠的智慧，但其效果需结合实际情况判断，现代操作仍需以科学保护珍珠结构为首要原则。

洗犯尸气珠

以一敏草煎汁，麸炭灰揉洗洁净。

✤ **方药简释**　**一敏草**：不详。

✤ **主要成分**　不详。

✤ **用　　法**　一敏草煎煮，将麸炭灰与汁液混合后清洗珍珠。

✤ **点评指导**　此方体现了古代民间对珍珠沾染特殊异味（"尸气"）后的清洁处理思路，核心在于利用草本煎汁的天然清洁力与麸炭灰的弱碱性环境共同去污、除味。从现代角度看，"尸气"本质上是有机物腐败产生的异味分子，植物汁液中的挥发油可能具有一定的吸附或中和异味的作用，麸炭灰的弱碱性可分解部分有机污渍，二者配合在物理层面能去除珍珠表面的污染物，从而减轻异味，这一思路与古代利用天然材料清洁去污的逻辑一致。但"一敏草"的具体成分不明，效果无从谈起。

洗玳瑁鱼蛇法

用肥皂采冷水洗之，以清水涤过，再用淡盐水出色为妙。最忌热水。

❀ **方药简释**　肥皂：此处指传统皂角（豆科植物皂荚的果实）或类似具有去污作用的天然皂质材料。

❀ **主要成分**　三萜皂苷、氯化钠。

❀ **用　　法**　皂角用冷水浸泡制成洗涤液清洗，再用淡盐水浸泡或擦拭固色。

❀ **点评指导**　皂角的皂苷成分是天然去污剂，冷水浸泡可避免高温破坏皂苷活性，同时防止玳瑁等材料因受热而发生翘曲、开裂（玳瑁含角质蛋白，遇热易变形）。淡盐水的使用可能基于古代"盐能固色、去污"的认知，其电解质环境或可辅助去除残留的油脂和污物，且氯化钠的稳定性对生物材料刺激性小。

需要说明的是，玳瑁属于受保护动物，目前已严禁猎捕和交易，此方无实际应用需求，但其中的清洁逻辑仍有参考价值。

洗象牙等物

用阿胶水浸洗，刷之，然后以水洗涤。

❀ **方药简释**　**阿胶：**马科动物驴的皮去毛后熬制而成的胶块。

❀ **主要成分**　胶原蛋白及其水解产物（多种氨基酸）等。

❀ **用　　法**　阿胶用水浸泡制成清洁液，清洗象牙。

❀ **点评指导**　此方是古代利用天然胶质材料清洁保养象牙的特殊方法，体现了古人对有机质器物（象牙主要成分为磷酸钙与有机质的复合体）保养的独特思路。阿胶的胶质在水中溶解后，可能通过黏附作用吸附象牙表面的细微污垢，软刷配合刷洗可将污垢带离，同时胶质本身质地温和，能减少刷洗过程中对牙面的磨损；而后续清水冲洗可避免胶质残留导致的暗沉，兼顾清洁与保护。从现代科学角度看，象牙的有机质成分（如胶原蛋白）易受干燥、摩擦影响而老化，阿胶中的氨基酸与胶质可能与象牙的有机质存在一定相容性，其润滑作用确实可降低机械损伤风险，这一理念具有合理性。

又方

水煮木贼，令软掇洗，以甘草水涤之为妙。

❀ **方药简释**　1. **木贼**：木贼科植物木贼的干燥地上部分。
2. **甘草**：豆科植物甘草的干燥根和根茎。

❀ **主要成分**　木贼含硅质、黄酮类；甘草含甘草甜素等。

❀ **用　　法**　将木贼放入水中煎煮，使其变软后，取出木贼直接擦拭象牙；之后用甘草煎煮所得的药液冲洗器物。

❀ **点评指导**　此方延续了古代利用天然植物特性清洁保养器物的思路。木贼因含硅质而具备天然的物理清洁力，水煮后变软可避免其干燥时的硬性摩擦损伤器物表面，尤其适合象牙等质地较温润的材料；甘草水则利用其温和性中和可能残留的杂质，同时其含有的皂苷成分可进一步去除细微污垢，且甘味成分能减少清洁过程中的刺激性，起到"柔化"清洁效果的作用。此方展现了古人对植物特性的细致运用，其"分步骤清洁与养护"的理念对现代珍贵器物的保养仍有参考价值。

又方

浅盆贮水，安牙物浸之，置烈日中晒，须三五日，候莹白为度。

❀ **点评指导**　此方是古代利用自然条件清洁牙物的经验方法，其原理可能基于：水浸泡可使牙物表面的可溶性污渍或有机质膨胀软化，烈日暴晒产生的热量与紫外线则可能分解部分色素沉着或有机污垢，同时水分在暴晒中不断蒸发，可能带动污垢脱离表面。但从现代角度看，这种方法存在明显弊端：象牙的主要成分为磷酸钙与有机质（如胶原蛋白），长期烈日暴晒会导致有机质脱水老化，使牙物变脆、开裂，且紫外线可能加速牙物表面的氧化，反而失去温润光泽；此外，浅盆浸泡时若水分蒸发过快，牙物局部干湿不均，易因收缩不一致产生裂纹。

现代保养象牙等牙质器物，核心原则是"避光、防潮、防干燥"，日常以干燥软布擦拭即可，避免阳光直射和长时间浸泡。此方虽体现了古人对自然力的利用尝试，但违背了牙物的材质特性，可能造成不可逆损伤。对于珍贵牙物的清洁，应遵循"最小干预"原则，必要时咨询专业人员，采用科学的养护方法。

洗簪梳上油腻法

新瓦盛，新石灰以油渍物挥灰中，烈日曝之，翻渗去油候净，洗之为佳。

❀ **方药简释**　新石灰：即未经风化的生石灰（氧化钙），具有强吸湿性和碱性，在传统用法中常被用作干燥剂和去污剂。

❀ **主要成分**　氧化钙、硅酸盐等。

❀ **用　　法**　新石灰放入新瓦中，将沾有油腻的簪梳等器物埋入石灰中，置于烈日下暴晒；期间需翻动器物，使石灰充分渗透吸附油脂，待油腻去除干净后，取出器物进行清洗即可。

❀ **点评指导**　生石灰的强碱性可与油脂（脂肪酸甘油酯）发生皂化反应，生成可溶于水的脂肪酸盐和甘油，从而达到去油效果；同时生石灰具有强吸湿性，在烈日暴晒下，热量加速油脂与石灰的反应，且吸附作用可进一步带走油脂残留，"翻渗"操作则确保器物各部位的油腻均能与石灰充分接触，提高去污效率。但需注意，生石灰碱性极强，若簪梳为角、骨、木质等有机质材料，长时间接触可能导致表面腐蚀、变脆；且清洗时需彻底去除残留石灰，避免碱性物质持续损伤器物。

洗彩衣

凡洗彩色垢腻，用牛胶水浸半日，然后以温汤洗之。

❀ **方药简释**　牛胶：即牛皮胶（或其他动物皮熬制的胶质），古代常用于黏合、定型及织物护色。

❀ **主要成分**　胶原蛋白、氨基酸等。

❀ **用　　法**　将牛胶溶于水中，制成牛胶水，将有垢腻的彩衣放入胶水中浸泡半日；之后取出衣物，用温热水洗涤。

❀ **点评指导**　此方体现了古人对彩色织物"护色去污"兼顾的智慧，核心在于利用牛胶的胶体特性保护染料。古代彩色织物多使用天然植物或矿物染料，这些染料与纤维的结合力较弱，直接洗涤易因水流冲刷和摩擦导致褪色。牛胶浸泡后，其胶原蛋白分子可渗透到纤维间隙，与染料分子形成吸附层，相当于给染料"加了一层保护膜"，减少洗涤时染料的溶出；同时，胶质的黏性可吸附部分表面污垢，辅助后续温汤洗涤更易去除污渍。这种"先护色后去污"的顺序，避免了直接洗涤对染料的破坏，尤其适合古代不耐高温、易褪色的天然染料织物。对现代珍贵彩色织物（如古丝绸、手工染布）的保养仍有参考价值。

又法

用豆豉汤热摆油去，色不动。

❀ **方药简释** 豆豉（淡豆豉）：豆科植物大豆的干燥成熟种子（黑豆）的发酵加工品。是清洁织物的天然材料。

❀ **主要成分** 大豆蛋白、脂肪、糖类、有机酸等。

❀ **用　　法** 取淡豆豉加水煎煮制成豆豉汤，待汤温热时，将沾有油污的彩衣放入汤中浸泡、摆动（轻柔搓洗）。

❀ **点评指导** 此方去污原理可能基于：淡豆豉发酵产生的有机酸可轻度软化油脂，酶类（尤其是脂肪酶）能催化油脂分解为易溶于水的甘油和脂肪酸，氨基酸等成分则具有一定的表面活性作用，可增强水对油污的浸润能力；同时，豆豉汤整体呈弱酸性或近中性，避免了强碱对彩色染料（尤其是天然植物染料）的破坏，因此能实现"去油而色不动"的效果。与前一方的"牛胶护色"相比，操作上更简便。

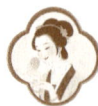

洗皂衣

用栀子浓煎水，洗之如新。

❀ **方药简释**　栀子：茜草科植物栀子的干燥成熟果实。其性寒，味苦寒，不仅可入药，还因含丰富的色素和活性成分，常用于增色、去污，尤其适合深色衣物。

❀ **主要成分**　栀子苷、藏红花素、绿原酸等。

❀ **用　　法**　取适量栀子，加水煎煮，制成浓度较高的栀子浓煎水；待煎水温度适宜时，将皂衣放入其中浸泡并洗涤。

❀ **点评指导**　栀子苷在水中可部分水解为苷元，与织物纤维有较好的亲和力；藏红花素类色素为水溶性胡萝卜素衍生物，能对深色织物起到"补色"效果；绿原酸可降低水的表面张力，增强水对油污、污渍的浸润和溶解能力，辅助去除皂衣上的垢腻。古代皂衣多采用天然染料（如靛蓝、紫草等）染制，长期穿着后易因污垢附着和色素流失而显得陈旧灰暗。此方展现了古人"去污与护色/补色结合"的清洁智慧，尤其针对深色皂衣的保养需求。

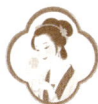

洗白衣法

蔻豆稿灰，或茶子去壳洗之，或煮萝卜汤，或煮芋
汁洗之，皆妙。

❀ **方药简释**　**蔻豆稿灰**：豆蔻的茎秆烧成的灰，含碱性
成分。

❀ **主要成分**　蔻豆稿灰主要含碳酸钾等碱性物质；茶
子含茶皂素等；萝卜汤含维生素 C、淀粉酶；芋汁含黏液蛋
白等。

❀ **用　　法**　取蔻豆稿灰溶于水，或茶子去壳后捣煮取
汁，或煮萝卜汤或芋汁，将白衣放入其中浸泡、搓洗，漂净。

❀ **点评指导**　此方针对白衣"去污护白"，利用天然材料
特性解决白衣易脏、泛黄问题。蔻豆稿灰的碱性可分解油脂，
茶子的茶皂素温和去污且抗氧化，萝卜汤的维生素 C 抑制泛
黄、淀粉酶分解淀粉污渍，芋汁的黏液蛋白吸附浮尘，均适合
不同白衣清洁需求。现代来看，其逻辑与现代洗涤剂"碱性助
剂＋表面活性剂＋护色成分"一致，且天然成分更温和，对
天然纤维白衣友好。使用时需注意控制蔻豆稿灰浓度避免伤
衣，洗涤后建议阴干防泛黄，对现代白衣保养仍有参考价值。

又方

取白菖蒲，不犯铁，用铜刀薄切，晒干，为末。欲净衣服，先以末于盆中，搅水后，将衣服只可摆少时，垢腻自脱落白净，胜如皂角汤洗。

❀ **方药简释**　**白菖蒲**：天南星科植物白菖蒲的根茎，古代常用作清洁，具有一定的去污、乳化油脂作用，且气味芳香。

❀ **主要成分**　α-细辛醚、β-细辛醚、皂苷类等。

❀ **用　　法**　取白菖蒲根茎，加工过程中避免接触铁器，用铜刀切成薄片，置于通风干燥处晒干，随后研磨成细粉末。使用时，取适量粉末放入盆中，加水搅拌使粉末充分溶解或混悬，将衣物放入水中短暂浸泡、轻摆，取出衣物用清水漂洗干净即可。

❀ **点评指导**　白菖蒲的皂苷类成分去污机制与皂角类似，但刺激性更弱，且挥发油成分赋予其芳香特性，解决了传统洗涤方式可能残留异味的问题。"不犯铁"的处理要求体现了古人对材料反应的经验性认知——铁器的金属离子可能与白菖蒲中的某些成分结合，降低皂苷活性或产生有色物质，影响清洁效果及衣物色泽。

洗罗绢衣

洗罗绢衣服，稍觉有垢腻者，即摺置桶中，温皂角汤洗之。移时频频翻覆，且浸且拍，觉垢腻去尽，却别过温汤，又浸又拍，不必展开，即搭于竹竿上。候水滴尽，方将展开而晒之，不浆不熨，候干，摺拍藏。

❀ **方药简释**　**皂角：** 豆科植物皂荚的果实，古代常用洗涤剂。

❀ **主要成分**　三萜皂苷、黄酮类、鞣质等。

❀ **用　　法**　罗绢衣稍显垢腻时，折叠放入桶中，倒入温皂角汤浸泡；不时翻动、轻轻拍打，待垢腻去除后，换用新的温汤；洗后直接搭在竹竿上沥干水分，水滴尽后再展开晾晒。

❀ **点评指导**　此方是针对罗绢等精细织物的温和清洁方法，核心是通过减少损伤保护织物特性。罗绢质地轻薄、纤维纤细，强力搓揉或高温易导致抽丝、变形，皂角汤的皂苷成分能温和去污，温水增强活性又不损伤纤维；折叠浸泡、边浸边拍替代搓揉，可减少摩擦避免勾丝；二次温汤浸泡拍打能去除残留皂苷，防止织物变硬；沥干后再展开晾晒可避免拉伸变形，不浆不熨则减少化学药剂和高温对纤维的损伤。这一方法对现代真丝、雪纺等衣物的清洁仍有参考价值。

洗毛衣

用猪蹄爪煎汤，乘热洗之。

❀ **点评指导** 此方体现了古代对羊毛织物特性的认知与针对性护理智慧。羊毛纤维表面有鳞片结构，遇强力搓揉或高温易收缩毡化，而猪蹄爪汤的成分恰好能适配羊毛的养护需求：胶原蛋白形成的保护膜可减少鳞片间的摩擦，降低毡化风险；脂肪成分补充羊毛脂，维持纤维的柔软度和弹性，避免洗涤后毛衣变硬、板结。从操作看，"乘热洗之"（温热状态）既能促进汤汁中有效成分的渗透，又避免高温破坏羊毛纤维结构（羊毛耐高温性较差，过热易导致蛋白质变性）。这种利用动物源性成分养护动物纤维（羊毛）的思路，与现代羊毛专用洗涤剂添加柔软剂（模拟天然油脂作用）的原理相通，尤其适合纯羊毛织物的日常清洁，能在去污的同时保持其蓬松柔软的特性，但需注意清洗后需充分漂净，避免残留汤汁导致异味或吸引虫蛀。

洗麻衣

用大蒜捣碎，擦洗尘处即净。

❀**点评指导** 此方是针对麻衣特性的简易去污方法。麻衣由麻纤维制成，麻纤维质地较粗、韧性强，耐摩擦和刺激性物质；大蒜素的脂溶性可有效分解麻衣上的油污，而捣碎后的蒜泥能通过摩擦增强去污效果，针对局部尘垢效果直接。但需注意，大蒜气味浓烈，清洗后需充分冲洗以去除残留气味；同时，因其刺激性，不适合用于丝绸、羊毛等精细或敏感织物，仅适用于麻衣这类粗布，且更适合局部去污而非整件衣物的全面清洁，避免大面积残留气味或对纤维造成过度刺激。

洗焦葛

用清水揉梅叶洗焦葛衣，经夏不脆。

❀ **方药简释**　梅叶：蔷薇科植物梅的叶片，捣汁后含天然成分，既能辅助去污，又能通过日晒增强漂白效果。

❀ **主要成分**　黄酮类化合物、鞣质、有机酸等。

❀ **用　法**　取梅叶，用清水揉搓梅叶，使叶中的有效成分溶入水中；将焦葛衣放入此水中进行清洗。

❀ **点评指导**　此方是针对焦葛织物特性的养护型清洁方法，体现了古人对织物材质的细致认知。焦葛的葛纤维质地相对脆弱，不耐强碱或强力搓揉，夏季高温干燥环境更易导致纤维老化变脆。梅叶中的黄酮类物质抗氧化，可延缓纤维老化；有机酸调节洗涤水酸碱度至偏温和的范围，避免碱性过强损伤葛纤维；清水揉搓梅叶的方式温和，不会对脆嫩的焦葛造成机械损伤。对现代处理类似脆弱面料（如某些天然植物纤维织物）仍有借鉴意义。

又方

用梅叶捣烂洗之，垢腻易脱。

❀**点评指导** 此方在"清水揉梅叶"基础上强化了清洁效果，核心在于"捣烂"这一操作——通过破坏梅叶细胞结构，使更多有效成分（如有机酸、鞣质）释放到洗涤水中，同时捣烂后的梅叶泥形成细小颗粒，增加了与织物表面的摩擦力，双重作用下"垢腻易脱"。

洗梅蒸衣

用梅叶洗之。

❀ **点评指导**　宋代舒岳祥的《田家即事》诗中有"履辟行泥笋，衣蒸过雨梅"之句，诗人通过描写行走时踩在泥泞的小路上，以及被雨水浸湿的梅花衣服，展示古代的田园生活。梅染渍过的衣物可能残留水汽或轻微异味，梅叶中的挥发油可辅助去除异味，保持衣物的柔软与洁净。此方也体现了古人"同类相治"的朴素理念，用梅叶清洗梅蒸衣，既能利用梅叶的天然清洁成分去除污渍，又因其性质温和，避免损伤织物纤维。

洗黄草布 ①

以肥皂水洗，取清灰汁浸压，不可揉洗。

❀ **方药简释** **1. 肥皂水**：含天然皂质（如皂角）的洗涤液。**2. 清灰汁**：草木灰（如稻草、麦秆烧成的灰）过滤后的汁液，含碱性成分（碳酸钾等），可辅助去污并固定纤维。

❀ **主要成分** 皂苷类、碳酸钾等。

❀ **用 法** 先用肥皂水清洗黄草布，去除表面浮垢和油脂；之后将黄草布放入清灰汁中浸泡，并用重物压平，整个过程中不可揉搓或用力搓洗；浸泡一段时间后，取出用清水漂净、晾干。

❀ **点评指导** 此方针对黄草布的材质特性（纤维粗、韧性弱、怕揉搓）设计了"温和去污＋定型保护"的清洁方案。黄草布作为草本纤维织物，纤维间结合力较弱，强力搓揉易导致起毛、抽丝甚至破损，因此"不可揉洗"是核心操作原则。"浸压代替搓揉"的方式，与现代"浸泡洗涤法"一致，对现代粗麻、草编等天然纤维织物的清洁仍有参考价值。

---

① 黄草布：由黄草（可能为莎草科、禾本科等草本植物的茎秆纤维）织成的布料，质地较粗糙、纤维韧性有限、不耐强力搓揉。

洗竹布法

凡衣服，惟竹布不可揉洗，揉则随手断裂，须是摺叠聚，只用隔宿米泔浸半口，次用温水淋，以手压干晒之，则垢腻皆可尽去。

❀ **方药简释** **米泔**：沉淀一夜的淘米水。

❀ **主要成分** 淀粉、有机酸、维生素和矿物质。

❀ **用　　法** 竹布衣物不可揉洗，需折叠聚拢，用隔宿米泔浸半日，再用温水淋浇，以手按压挤干水分，反复操作至洁净，压干后晾晒即可。

❀ **点评指导** 此方针对竹布"脆而易断"的特性，以"零揉洗＋温和去污"保护纤维。竹布沾水后强度降低，揉洗易断裂，"折叠聚拢""只浸不揉"可避免机械损伤；隔宿米泔的淀粉吸附污垢、有机酸软化污渍，温水淋浇和按压能带走污垢，弱酸性环境又护纤维。这与现代清洁脆弱面料的"温和、少摩擦"原则一致，体现古人对纤维特性的精准把握，对现代竹纤维等易损织物清洁有参考价值，操作时需注意按压力度均匀，晾晒避免拉伸。

洗苎布法

梅叶捣取汁，以水和浸布，后用清水漂之，带水铺净地晒干。未白再浸再晒。

❀ **方药简释** **梅叶**：蔷薇科植物梅的叶片，捣汁后含天然成分，既能辅助去污，又能通过日晒增强漂白效果。

❀ **主要成分** 黄酮类化合物、鞣质、有机酸及水分。

❀ **用　　法** 取梅叶捣烂取汁，与水混合，把苎布放入混合液中浸泡，然后清水漂洗，随后将带水分的苎布平铺在干净地面上晒干；若晒干后苎布仍不够洁白，可重复操作。

❀ **点评指导** 苎麻纤维坚韧耐摩擦，适合反复浸泡与晾晒操作，而梅叶汁与日晒的配合则巧妙利用了自然力量增强清洁效果。梅叶中的有机酸可软化污垢，使苎布上的尘垢、汗渍更易被清水漂洗去除；更关键的是，有机酸与日光中的紫外线协同作用，可能产生轻度氧化漂白效果，帮助去除苎布因长期使用积累的泛黄痕迹，这也是"未白再浸再晒"的原理所在。从现代角度看，这种"天然酸＋紫外线"的漂白方式，比化学漂白剂更温和，能在去污的同时保护苎麻纤维的韧性，避免强力化学物质导致的布料变脆，尤其适合需要保持耐用性的苎布。

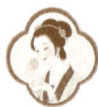

洗糨铁骊布 ① 法

擂松子肉洗则滋润不脆。襯时入好末茶少许，或煎茶卤搽色，入香油一滴，薄糊耀之。

✤ **方药简释**　1. **松子肉**：松科植物红松等的种子仁。2. **好末茶**：优质茶叶研磨成的粉末。3. **茶卤**：茶叶浓煎后的汁液。

✤ **主要成分**　松子肉含脂肪油；末茶与茶卤含茶多酚、鞣质、天然色素；香油含芝麻油脂肪酸。

✤ **用　　法**　将松子肉研磨成浆状，用于清洗糨铁骊布，以滋润布料防止变脆；处理过程中加入少许好末茶，或煎制茶卤涂抹于布面调色；再加入一滴香油，用上述混合物轻涂布料表面。

✤ **点评指导**　经浆糨处理的布料因含浆剂（如淀粉）而硬挺，但长期使用易因浆剂老化、纤维缺水而变脆开裂，松子肉与香油的油脂成分可渗透纤维，补充水分与润滑，从根本上缓解硬脆问题，类似现代用柔软剂处理硬挺布料的逻辑。茶叶中鞣质与布料纤维结合，增强布面紧实度，减少磨损；天然色素可调和布料色泽，避免浆糨后出现的暗沉感，使布面更显匀净。

---

① 糨铁骊布：不详。推测为经浆糨处理的硬质布料，质地偏硬易脆，需滋润养护。

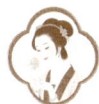

糨木绵布法

银杏研，入粉耀之，即不吸损绵绢。

✿ **方药简释**　银杏：即白果，银杏科植物银杏的种子。富含淀粉和胶质，研磨后具有黏性，古代常用于棉布的浆糨处理。

✿ **主要成分**　淀粉、蛋白质及胶质。

✿ **用　　法**　白果与粉（疑为淀粉）混合均匀，制成浆糊，将木绵布浸入或均匀涂抹于布面。

✿ **点评指导**　此方是古代对棉布进行浆糨处理的实用方法，核心在于利用银杏的天然黏性实现布料"定型护物"的效果。棉布未经浆糨时质地柔软、纤维疏松，易吸附灰尘或勾挂绵绢等精细织物，导致绵绢磨损。银杏与淀粉的混合浆糊附着于棉布纤维后，能填充纤维间隙、增强布面紧实度，使棉布挺括有型，同时形成的保护膜减少了棉布与绵绢的直接摩擦。对现代织物护理（如衬布处理）仍有参考价值。

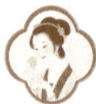

浆衣法

用新松子去壳细研，以少水煮热，入浆内，或加木
香同煮，尤佳。凡浆，以熟面汤调生豆粉为之极好，
若用白上，夹浆垢腻汤洗。

❀ **方药简释**　**木香**：菊科植物木香的干燥根。气味芳香。

❀ **主要成分**　新松子含丰富的脂肪油；木香含挥发油。

❀ **用　　法**　新松子去壳研磨，水煮后将其混入浆料中；
若想效果更佳，可加入木香。浆料用熟面汤调和生豆粉制成
较好。

❀ **点评指导**　此方是兼顾衣物挺括与柔软、并带有芳香
效果的浆衣方案。利用松子的油脂中和淀粉浆的僵硬感——单
纯用淀粉浆衣虽能让衣物挺括，但易使布料变硬、缺乏弹性，
而松子油可渗透纤维，在保持挺括的同时增加柔软度与滋润
度；加入木香的设计颇具巧思，既利用其天然香气掩盖浆粉可
能带来的生味，又通过挥发油成分在一定程度上抑制浆后衣物
因潮湿滋生的异味，兼顾了实用与感官体验。

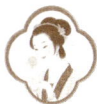

洗墨污衣法

✤ **方药简释**　**酸枣：** 鼠李科植物酸枣的成熟果实。

✤ **主要成分**　果酸、糖分等。

✤ **用　　法**　酸枣嚼碎，将酸枣汁涂抹于衣物墨污处搓洗。

✤ **点评指导**　此方是古代利用天然果实酸性去污的简便方法，体现了对日常污渍处理的实用智慧。墨渍的主要成分是炭黑和胶质（如古代墨锭常用动物胶调制，使炭黑附着于纸张或衣物），酸枣中的果酸可通过酸性作用破坏胶质的稳定性，使炭黑失去黏附力，从而更容易被搓洗去除。至今仍有一定的参考价值，如用柠檬等含果酸的果实处理同类污渍。

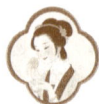

又法

半夏为末，和水洗之，妙。

❀ **方药简释** **半夏**：天南星科植物半夏的干燥块茎。

❀ **主要成分** 皂苷、生物碱及淀粉。

❀ **用　　法** 取半夏块茎[①]研末，与水混匀，制成清洗液使用。

❀ **点评指导** 此方是古代利用半夏的天然成分去污的又一方法，与"酸枣洗墨污"形成互补，体现了古人对不同植物去污特性的探索。半夏中的皂苷类物质是核心去污成分，其乳化作用能将污渍中的油脂或胶质（如墨渍中的动物胶）分解为细小颗粒，使其更易随水脱离衣物纤维，达到去污效果。操作时需确保半夏炮制到位，且清洗后需用清水反复漂洗，避免残留成分对衣物或皮肤造成影响。

香奁闲色
古代女子美容保健指南

① 生半夏毒大，一般需经炮制（如姜制、矾制等）降低毒性后使用。

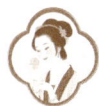

又法

急用银杏去膜嚼破^①揉污处，用新汲水浣之即去。

❀ **用　　法**　银杏去除外层种皮及内层薄膜，捣烂或榨汁后用汁液揉搓衣物上的污渍处，随后用刚汲取的新鲜冷水冲洗。

❀ **点评指导**　此方是古代应对紧急污渍的便捷处理方案，突出"急用""即去"的即时性。核心在于银杏种仁的油脂与果酸协同作用——油脂作为天然乳化剂，能包裹并分散污渍中的油脂或胶质成分（如墨渍中的动物胶），而少量果酸则可削弱污渍与衣物纤维的黏结力，使污渍更易被水冲掉。"新汲水浣之"的选择颇具讲究：刚汲取的冷水水质洁净、含氧量高，且未受温热影响导致水质变化，其流动性和清洁力更能配合银杏汁液将松散的污渍及时带走，避免污渍因水温升高而渗入纤维深层。这种"冷洗即时性"尤其适合处理丝绸、羊毛等不耐热水的面料，防止面料因高温变形或污渍固化。

---

①　银杏种仁含有少量氢氰酸，不宜长期或大量服用或接触皮肤，可将"嚼破"这一方式改为捣烂或榨汁。处理后还需彻底清洗双手。

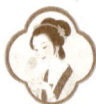

又法

嚼杏仁亦妙。久污则揉浸，少须洗之，无痕。

🌸 **方药简释**　杏仁：分苦杏仁和甜杏仁，此处宜选用甜杏仁。

🌸 **主要成分**　脂肪油、苦杏仁苷、蛋白质等。

🌸 **用　　法**　甜杏仁嚼碎，汁液涂抹于衣物污渍处清洗。

🌸 **点评指导**　此方是古代针对不同新旧程度污渍的灵活去污方案，体现了对天然油脂去污特性的深入运用。杏仁中的脂肪油作为天然乳化剂，其分子结构一端亲油、一端亲水，能将衣物上的油脂类污渍（如油渍）或墨渍中的胶质成分包裹成微小乳滴，使其脱离纤维并随水洗净，这一原理与现代含油脂成分的洗涤剂相似。"久污则揉浸，少须洗之"的操作细节极具实用性：陈旧污渍因长期附着，与纤维结合紧密，单纯揉搓难以彻底去除，而浸泡可让杏仁油充分渗透，延长乳化作用时间，使顽固污渍逐渐松动，再经短时间清洗，避免了暴力搓洗对衣物纤维的损伤。这种"先软化后清除"的思路，尤其适合羊毛、丝绸等娇嫩面料，既保护衣物又提升去污效果。

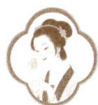

又方

黑牵牛一钱　草果　白芷各五分

上，为末，牙刷蘸，带湿洗即脱。

❀ **方药简释**　1. **黑牵牛**：即牵牛子的黑色种子。2. **草果**：姜科植物草果的干燥成熟果实。3. **白芷**：伞形科植物白芷的干燥根。

❀ **主要成分**　黑牵牛含牵牛子苷、脂肪油及树脂等；草果含挥发油、淀粉等；白芷含挥发油、白芷素、香豆素等。

❀ **用　　法**　诸药研末，混匀，用牙刷蘸取刷洗。

❀ **点评指导**　此方是古代复方去污剂的典型代表。黑牵牛的牵牛子苷是核心去污成分，其表面活性作用可分解污渍，同时粗粉末的摩擦能物理性剥离污渍；草果与白芷的挥发油成分可增强溶液的渗透性，使去污成分更易深入纤维，且芳香气味能改善清洁过程中的感官体验。牙刷的刷毛纤细且有硬度，能精准作用于局部污渍，配合粉末的摩擦与药物的化学作用，实现针对性去污，尤其适合衣物上的小块顽固污渍（如领口、袖口的污渍或局部墨污）；"带湿洗"则保证了药物成分能溶解并与污渍充分接触，避免干粉末摩擦损伤衣物纤维。

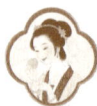

衣上墨污

厚酱擂碎涂污处，半日许，沸汤洗之，即去。

❀ **方药简释** **厚酱**：即浓稠的酱料，经发酵制成。

❀ **主要成分** 氯化钠、有机酸、氨基酸、蛋白酶及淀粉酶。

❀ **用 法** 取厚酱擂碎，均匀涂抹在衣上墨污处，放置半日左右，待酱料成分充分作用后，用开水冲洗。

❀ **点评指导** 此方利用发酵酱料的复合成分实现墨污去除，核心是"长效软化＋高温清除"。墨污中的胶质使炭黑黏附纤维，厚酱的盐分让胶质脱水、有机酸破坏其稳定性、酶类分解胶质，半日静置确保成分充分渗透；开水则加速胶质溶解、带走炭黑，同时让酱料有机物变性，避免残留污渍。此方法适合大面积或顽固墨污，但需注意厚酱可能染色浅色衣物，高温烫洗也不适合羊毛、丝绸等面料（可用温水延长浸泡）。

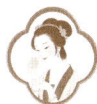

洗青黛污衣法

细嚼杏仁，涂于其上，用水洗之为妙。

✤ **点评指导** 此方针对青黛污渍的特性，利用杏仁的天然成分实现去污。青黛的色素成分靛蓝易溶于油脂，而杏仁富含的脂肪油可作为天然乳化剂，将靛蓝色素包裹形成乳浊液，使其脱离衣物纤维；苦杏仁酶则能分解青黛中可能残留的植物胶质（如提取青黛时残留的黏合剂），进一步削弱污渍的附着性。相较于其他去污法，此方操作简便、材料易得，尤其适合即时处理新鲜青黛污渍；但需注意，苦杏仁含苦杏仁苷，过量食用可能有毒性，故不建议采用咀嚼的方式获得。

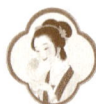

洗油污衣

羊筒骨，烧灰，入滑石末、海螵蛸，和匀掺污处，
用厚纸隔熨斗盛火熨之。

❀ **方药简释**　**羊筒骨**：即羊的四肢管状骨骼。烧灰后呈
疏松多孔状，吸附性强。

❀ **主要成分**　羊筒骨烧灰含碳酸钙、磷酸钙等无机盐；
滑石末含含水硅酸镁；海螵蛸含碳酸钙、少量磷酸钙及胶质。

❀ **用　　法**　取羊筒骨烧至完全炭化，冷却后研成细灰；
将滑石、海螵蛸分别研磨成极细粉末，与羊筒骨灰按适当比例
混匀；撒在衣物油污处，用厚纸覆盖，熨斗熨烫，抖去粉末
即可。

❀ **点评指导**　此方针对油脂污渍，通过"吸附＋高温＋
润滑"协同作用去污。油脂常温下易黏附衣物纤维且不溶于
水，羊筒骨烧灰的多孔结构可物理吸附油脂分子，海螵蛸的碳
酸钙增强吸附能力并通过摩擦破坏油脂与纤维的结合界面，滑
石末的硅酸镁降低油脂表面张力，助力油脂脱离纤维。"熨斗
盛火熨之"是关键：高温使油脂融化，流动性增强更易被粉末
吸附，同时让吸附剂孔隙扩张提升效率；厚纸隔离高温与衣
物，防止损伤面料，还能吸附部分带出的油脂避免二次污染。

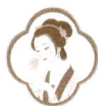

又方

石灰二三升，锅内炒热，将油污处于灰内摆洗，随即脱去。虽锦绣亦不作迹。

❀ **用　法**　生石灰放入锅内炒热，将衣物上的油污处放入热石灰中摆洗，取出后抖去残留石灰，再用清水漂洗干净。

❀ **点评指导**　此方利用石灰的碱性和热力实现去污。油脂在强碱性条件下会发生皂化反应，生成可溶于水的脂肪酸钙和甘油，而炒制后的热石灰不仅提供碱性环境，其热量还能加速油脂软化和反应进程，使油污快速分解并被石灰吸附，达到"随即脱去"的效果。但石灰温度不宜过高至石灰熔融，摆洗时应避免石灰长时间接触皮肤，以防强碱灼伤；漂洗务必彻底，残留的石灰若遇水生成氢氧化钙，可能导致衣物变硬或局部变色。

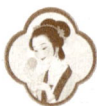

洗油污衣法

用蜜洗之妙。

❀ **方药简释** **蜜**：即蜂蜜，蜜蜂科昆虫中华蜜蜂或意大利蜜蜂所酿的蜜。

❀ **主要成分** 葡萄糖、果糖等糖类，脂肪酶，少量有机酸等。

❀ **用 法** 将蜂蜜涂抹在衣物的油污处，搓洗净。

❀ **点评指导** 此方以蜂蜜的天然成分实现"温和去污"。油污的核心是不溶于水的脂类，蜂蜜中的糖类通过黏性物理吸附油脂颗粒，而脂肪酶则通过生物催化作用化学分解油脂，二者协同将顽固油污转化为可溶于水的物质，避免了强力搓洗对衣物的损伤。

与石灰的强碱性化学去污、羊骨灰的吸附＋高温去污相比，蜂蜜的酶促去污更温和，适合对酸碱敏感的面料，但对陈旧或厚重油污效果较弱（酶的分解效率受时间和浓度限制）。

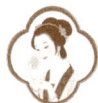

又方

即用葱白汤入瓶内，以汤瓶嘴注所污处，用人紧崩开衣服，以污去为度。更不得用手揉洗，自然如故。

❀ **用　法**　取葱白煮制成汤，倒入瓶中；将汤瓶嘴对准衣物的油污处，让葱白汤从瓶口持续浇注在污渍上；同时由他人将衣服绷紧，利用汤的冲击力和衣物绷紧后的纤维张力去除油污。

❀ **点评指导**　葱白汤中的挥发油可渗透油污并削弱其与纤维的黏附力，有机酸进一步软化污渍；"汤瓶嘴注"形成的定向水流能冲刷油污，而"紧崩衣服"使纤维拉伸、间隙增大，便于油污随汤流脱落，"不得用手揉洗"则避免了摩擦对纤维的损伤，尤其适合丝绸、锦绣等不耐揉搓的高档面料。此方的优势在于操作轻柔，依赖成分软化与水流、张力的协同作用，对衣物损伤极小，适合处理新鲜油污，但对陈旧油污效果有限。

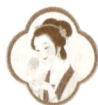

又法

嚼萝卜吐于其上，擦之即去，无迹。

❀ **方药简释** 萝卜：即十字花科植物萝卜的肉质根。

❀ **主要成分** 有机酸（如草酸、苹果酸）、淀粉酶及脂肪酶。

❀ **用　　法** 新鲜萝卜嚼碎，将汁液吐在衣物的油污处擦拭。

❀ **点评指导** 油污的主要成分是甘油三酯，萝卜中的有机酸可降低油脂与衣物纤维的黏附力，使油污松动；脂肪酶则针对性分解油脂的化学结构，将其转化为易溶于水的物质。轻微摩擦能带走已软化的油污，又避免了强力搓洗对衣物的损伤。

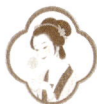

又法

白滚汤泡紫苏摆洗，妙。

❀ **方药简释**　**紫苏**：唇形科植物紫苏的茎叶。气味清新，是古代用于清洁衣物的天然去污材料。

❀ **主要成分**　挥发油（如紫苏醛、紫苏酮等）、有机酸（如迷迭香酸）。

❀ **用　　法**　紫苏用开水浸泡，用来清洗油污。

❀ **点评指导**　紫苏的挥发油是去污关键：其脂溶性成分能快速渗透油污，像"溶剂"一样瓦解油脂分子的聚集状态；而开水的高温不仅能激发挥发油的活性，还能使油污受热软化，降低与纤维的结合力。

此方的优势：一是材料易得，紫苏在古代是常见的药食同源植物，田间地头或厨房常备；二是操作温和，"摆洗"的力度远小于揉擦，适合丝绸、棉麻等多种面料，尤其对不耐高温搓洗的衣物友好；三是兼具去味效果，紫苏本身的清香可掩盖油污的异味，使衣物洁净后带有自然香气。

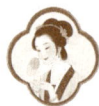

又法

泡牛皮胶汤乘热洗之，妙。

❀ **方药简释** 牛皮胶：由牛皮经熬制浓缩而成的胶质，古称"黄明胶"，是古代利用胶质特性去污的特殊材料。

❀ **主要成分** 胶原蛋白水解物（胶质）、氨基酸及矿物质等。

❀ **用　　法** 牛皮胶放入水中浸泡软化，趁热清洗油污。

❀ **点评指导** 牛皮胶的胶原蛋白水解物在热水中形成的胶体具有两亲性（既亲水又亲油），能像"乳化剂"一样包裹油污颗粒，使其从纤维表面脱离并稳定分散在汤中；"乘热洗之"则通过温度提升胶质的流动性和活性，增强其对油污的包裹能力，同时热汤可软化油污，降低其与面料的黏附力，二者协同提升去污效果。此方材料可复用，牛皮胶汤经加热浓缩后可再次使用。

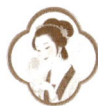

又法

海螵蛸　滑石各等分

上二味为末，掺而熨之。

❀ **方药简释**　1. **海螵蛸**：乌贼科动物无针乌贼或金乌贼的干燥内壳。其粉末质地疏松多孔。2. **滑石**：硅酸盐类矿物滑石族滑石。

❀ **主要成分**　海螵蛸含碳酸钙、甲壳素等；滑石含含水硅酸镁等。

❀ **用　　法**　海螵蛸与滑石等比例研末、混匀，并将粉末撒在衣物污渍处，随后用熨斗等温热器具熨烫污渍部位。

❀ **点评指导**　海螵蛸的多孔结构是吸附主力，如同"微型海绵"般主动捕捉油污分子；滑石的细腻粉末则起到"载体"与"润滑剂"的作用——既能让混合物均匀附着于污渍，又能减少熨烫时面料与工具的摩擦，避免损伤纤维。而"熨之"的热力可使油污受热软化，分子活性增强，更易被粉末吸附，同时加速粉末与油污的结合，提升去污效率。

此方的优势在于更像古代的"干洗粉"，通过纯粹的物理作用去污，对面料兼容性极高，尤其适合娇贵或特殊材质衣物。

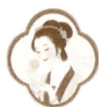

又法

用白墡土为末，掺少许，轻揉油随去，无迹。

❀ **方药简释**　白墡土：即白色的黏土（墡土为方言中对黏土的称呼），质地细腻、是古代民间常用的天然清洁材料。

❀ **主要成分**　高岭石（铝硅酸盐矿物）、少量石英、长石等。

❀ **用　　法**　白墡土去除杂质后研末，掺在衣物油污处轻揉。

❀ **点评指导**　白墡土的高岭石成分是去污关键：一方面，白墡土本身为白色，粉末残留经抖动或轻拍即可去除，不会像有色矿物那样留下色素沉着；另一方面，其多孔结构如同"微型吸尘器"，能主动吸附油污颗粒，对衣物本身的染料亲和力低，可减少褪色风险，尤其适合彩色面料。此方对新鲜油渍效果尤佳，因未固化的油脂更易被黏土颗粒包裹吸附。

此方与现代"黏土基清洁剂"（如含蒙脱石的去污粉）原理相似，展现了天然材料在清洁领域的持久价值。

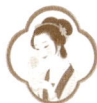

又法

用荞麦面铺上下，用纸隔定，以熨斗熨之，无迹。用米糠熨之，亦妙。

❀ **方药简释** 1. **荞麦面**：蓼科植物荞麦的种子磨成的面粉。2. **米糠**：稻谷脱壳后糙米表面的皮层。

❀ **主要成分** 淀粉、蛋白质、纤维素等。

❀ **用　　法** 取荞麦面（或米糠），将其均匀铺在衣物油污处的上下两面，中间用纸张隔开，随后用熨斗进行熨烫。

❀ **点评指导** 此方借助"材料吸附＋热力增效＋隔离保护"的组合，展现了古人对日常食材清洁特性的巧妙运用。荞麦面和米糠的共同优势在于质地轻柔、吸附性适中——既不像矿物粉末可能带有的粗颗粒那样损伤面料，又能通过自身的多孔结构有效吸附油脂，且来源均为天然粮食，对衣物和人体均无刺激性。

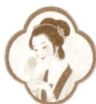

衣上污油

煮酒洗之，即去。

❀ **方药简释** **酒：**多为传统酿造酒（如米酒、黄酒、白酒等）。

❀ **主要成分** 乙醇、酯类、有机酸等。

❀ **用　　法** 取适量酒煮沸，待温度稍降后，用来清洗污渍。

❀ **点评指导** 乙醇的脂溶性让油脂与之相溶，高温降低油脂黏度、加速乙醇与油污结合，同时促进油污脱离纤维，而酒的挥发性确保无残留。其优势在于材料易得、操作简便，乙醇对多数天然纤维刺激性小，适合轻薄或精细面料，酿造酒中的有机酸还能增强去污效果。使用时需注意控制温度（丝绸、羊毛等面料待酒稍凉后用），深色衣物建议先在隐蔽处测试以防染色，重度油污可重复操作避免暴力搓擦。此方与现代含酒精清洁剂原理相通，至今对处理衣物油污仍有借鉴价值，体现了古人的生活智慧。

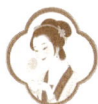

洗干红衣为油污法

用酸浆和皂角洗，干，滴少麻油揉之，其色不陈。

❀ **方药简释**　**酸浆**：米、面发酵制成的酸性液体。

❀ **主要成分**　酸浆含乳酸、乙酸等有机酸；皂角含皂苷、纤维素等；麻油含油酸、亚油酸等。

❀ **用　　法**　取酸浆与皂角清洗干红衣上的油污；洗净晾干后，滴少量麻油在衣物上轻轻揉搓，可保持红色鲜亮不陈旧。

❀ **点评指导**　此方针对干红衣的油污处理，兼顾去污与护色。酸浆的酸性软化油污，同时为红色染料（多在酸性条件下稳定）提供适宜环境，配合皂角的皂苷乳化去除油污，二者协同既去污又护色；晾干后用少量麻油，通过脂肪酸滋润纤维，解决红衣洗后因纤维干涩导致的色泽暗沉问题，实现"其色不陈"。材料均为天然物质，对棉、麻、丝等传统面料友好，避免化学刺激。

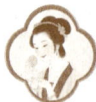

洗红蓝衣为油污法

用豆豉汤热擦油去，其色不动。

❀ **方药简释**　**豆豉汤**：豆豉水煎后的汁液，豆豉为大豆发酵品。

❀ **主要成分**　氨基酸、乳酸、醋酸等。

❀ **用　　法**　取适量豆豉加水煎煮，用来清洗红蓝衣上的油污。

❀ **点评指导**　豆豉经发酵后产生的有机酸可分解油脂，降低油污与衣物纤维的附着力，而氨基酸等成分能与红、蓝等天然染料结合，减少洗涤时的色素流失，避免颜色变浅或不均，"其色不动"正源于此。使用时需注意豆豉汤需趁热使用以发挥最佳去污效果，但要避免温度过高损伤精细面料（如丝绸可稍晾凉）。

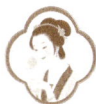

真紫绌污油

> 山炭灰泡汁，乘热摆之，油自去。水晒干，不可经
> 手，绝无痕迹。

❀ **方药简释** 山炭灰：山中木材燃烧后的灰烬。

❀ **主要成分** 碳酸钾、碳酸钙、氧化钙等。

❀ **用　　法** 取山炭灰加水浸泡，取其汁液清洗衣物。

❀ **点评指导** 此方针对真紫绌上的油污，利用山炭灰的碱性特性实现去污。真紫绌作为较为珍贵的面料，其色泽和纤维较娇嫩，而山炭灰汁液的碱性既能有效分解油污（油脂在碱性条件下易被乳化、分解），又不会像强腐蚀性化学药剂那样损伤面料和破坏紫色色泽，保证了"油自去"且"其色不动"的效果。"水晒干，不可经手"的操作细节，使晒干过程避免手部油脂或污渍二次污染，确保"绝无痕迹"，可见古人对清洁细节的严谨把控。

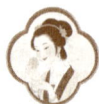

洗漆污衣

用油洗，或以温汤略摆过，细嚼杏仁揉洗，又摆之，无迹。或先以麻油洗去，用皂角洗之，亦妙。

❀ **用　　法**　方法一：先用油涂抹在衣物的漆污处，稍作浸润后，用温汤轻轻浇淋或浸泡，再用嚼碎的杏仁反复揉搓，之后用清水冲洗干净；方法二：先以麻油涂抹漆污处，洗净漆污后，再用皂角水清洗衣物。

❀ **点评指导**　此方针对漆污衣物的处理，巧妙利用"相似相溶"原理。漆污多含油脂性成分，难以被水直接洗净，而油类物质能与之相溶，软化漆渍使其脱离衣物纤维；杏仁能通过自身油脂增强溶解效果，后续用温水或皂角清洗，可去除残留的油脂和漆渍。方中提到的两种方法各有侧重，方法一利用杏仁的天然温和性，适合娇贵面料；方法二以麻油配合皂角，去污更彻底，适合普通面料，体现了"因材施法"的灵活性。

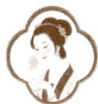

洗血污衣

用冰水洗即净。

❀ **点评指导**　此方针对血污处理的核心在于利用冰水的低温特性阻断血污固化。血液中含有大量蛋白质，蛋白质遇热会迅速变性凝固，与衣物纤维紧密结合，难以洗净；而冰水的低温能延缓或阻止蛋白质凝固，让血污保持可溶性状态，便于通过简单冲洗或浸泡去除。这一方法与现代清洁常识高度契合——处理新鲜血污需用冷水，避免热水导致污渍固化。若血污已干涸，可先用冰水长时间浸泡使其软化后再清洗；同时，冰水温度不宜过低，以免冻伤手部或损伤某些面料的韧性。

古人通过实践总结出"冰水洗血污"的经验，精准把握了蛋白质的物理化学特性，展现了对生活现象的细致观察与实用应对智慧，至今仍具有很强的指导意义，是传统清洁经验中"因势利导"思路的典型体现。

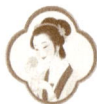

洗疮口脓污衣

用牛皮胶洗之。

✿ **点评指导** 此方针对疮口脓污（多含黏液、蛋白质分泌物等黏性物质）的清洁，利用了牛皮胶的胶体吸附特性。疮口脓污黏性较强，普通水洗难以彻底去除，而牛皮胶的黏稠质地能与脓污中的黏性成分结合，通过"黏附 – 脱离"的过程将脓污从衣物上带走，避免了用力搓洗可能导致的面料损伤或脓污扩散。牛皮胶性质温和，作为传统的天然胶质，不仅去污效果针对性强，还不会像化学洗涤剂那样可能对皮肤（尤其是接触疮口的人群）造成刺激，兼顾了清洁与安全性。使用时需注意牛皮胶的溶解浓度（过浓可能残留胶渍，过稀则吸附力不足），且建议用温水溶解以增强其胶体活性，后续清水冲洗需彻底，避免胶渍残留。

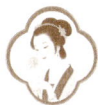

洗粪污衣

用粪衣服埋土内一伏时①，取出洗之，则无秽气。

❀ **点评指导** 此方核心逻辑在于借助土壤的双重作用：一是生物分解，土壤中富含微生物（如细菌、真菌），可通过代谢作用分解粪便中的有机物（如蛋白质、脂肪等），将产生秽气的挥发性物质（如氨、硫化物）转化为无臭的无机物（如二氧化碳、水、硝酸盐等）；二是物理吸附，土壤颗粒（尤其是黏土、腐殖质）具有多孔结构和强吸附性，能像"海绵"一样吸附残留的异味分子，减少衣物纤维对秽气的吸附力。

此方的优势在于"从根源除臭"：粪污的秽气源于有机物腐败，单纯水洗只能去除表面污渍，无法瓦解异味分子，而土壤的生物分解作用直击异味源头，比用香料掩盖异味更彻底；且材料（土壤）随地可取，无需额外成本，操作简便，适合古代缺乏化学清洁剂的生活场景。

---

① 一伏时：基本释义为完整的时间周期"一昼夜"，即现代计时体系中的 24 小时。该词汇在古代文献中常被用于描述特定事件发生的持续时间，如元代法医学著作记载的中毒案例中明确使用"一伏时"作为时间计量单位。部分方言和口语化语境下，"一伏时"也可引申为"一会儿"的模糊时间表述。作为文化术语，其在《本草纲目》等典籍中与"同一复时"构成异形词关系，印证了传统汉语词汇在时间表述上的形态多样性。

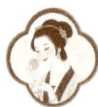

洗黄泥污衣

以生姜搓过，用水摆去。

❀ **点评指导**　黄泥多含黏土成分，干燥后易结块并黏附于衣物纤维，单纯水洗难以彻底清除。而生姜汁液中的挥发油和姜辣素具有一定的渗透和松解作用：一方面，搓揉过程中的机械摩擦可松动黄泥结块；另一方面，生姜汁液能浸润黏土颗粒之间的缝隙，降低其与衣物纤维的黏附力，使黄泥更易被水冲净。

生姜作为日常食材，获取方便、成本低廉，且性质温和，对大多数衣物面料（如棉、麻等）刺激性小，不会像强酸强碱那样损伤纤维。使用时需注意，应在黄泥未完全干透时操作（干燥后的黄泥更难松解，需先用水稍作湿润再用生姜搓揉）。

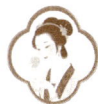

洗蟹黄污衣

用蟹中腮煮之即去。

❀ **方药简释**　蟹中腮：螃蟹体内的鳃部，属于其呼吸器官，质地柔软，呈丝状或片状。

❀ **主要成分**　消化酶或活性蛋白酶及少量矿物质等。

❀ **用　　法**　取螃蟹体内的腮部加水煎煮，用来清洗衣物。

❀ **点评指导**　蟹黄富含蛋白质、脂肪等成分，黏性强且易氧化变色，普通水洗难以彻底清除。而蟹腮作为螃蟹的呼吸与过滤器官，可能含有能分解自身代谢产物的酶类（如蛋白酶可分解蛋白质、脂肪酶可分解脂肪），通过煎煮使这些活性成分释放到汤汁中，进而催化蟹黄污渍的分解，使其从衣物纤维上脱离。

从现代视角看，此方本质上是利用了生物酶的催化分解作用，与现代含酶洗涤剂的去污原理不谋而合。有趣的是，这种"同源物质分解"的逻辑具有较强的针对性：蟹黄与蟹腮同属蟹体成分，其生物分子结构具有相容性，蟹腮中的成分更易与蟹黄污渍发生反应，相比其他清洁剂更能精准瓦解污渍。

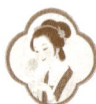

洗牛油污衣法

嚼粟米洗之。

❀ **方药简释**　**粟米**：禾本科植物粟的种仁，是常见的粮食作物。【主要成分】淀粉、蛋白质等。

❀ **用　　法**　粟米嚼碎，涂抹于污渍处，揉搓干净后用水冲洗。

❀ **点评指导**　此方针对牛油污损的衣物。首先，动物油脂黏性强，易在衣物上形成顽固油膜，单纯水洗难以溶解；其次，牛油不溶于水，但可被油脂或具有乳化作用的物质分解。粟米通过咀嚼后，淀粉浆形成的黏性物质能通过吸附作用黏附部分油污颗粒，同时粟米自身含有的脂肪成分与牛脂同属油脂类，根据"相似相溶"原理，可初步溶解油污，再通过搓揉的机械作用将油污乳化成小液滴，使其更易被清水冲净。相比使用皂角等碱性清洁剂，粟米性质温和，且原料随处可得，成本极低。

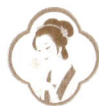

洗羊脂污衣法

用石灰淋汤洗之。

❀**点评指导** 羊脂属于动物脂肪，富含饱和脂肪酸甘油酯，常温下易凝固成块，附着力强，单纯水洗难以溶解。此方利用石灰水的强碱性实现油脂的皂化反应。

石灰来源广泛（天然石灰石煅烧即可得），加水后生成的氢氧化钙溶液碱性强，足以触发皂化反应；且石灰水成本极低，适合大规模或日常清洁使用。相比其他天然清洁剂（如草木灰，同样含碱性成分），石灰的碱性更强，对顽固凝固的羊脂污渍分解效率更高。

但使用时需注意以下几点：一是石灰水具有腐蚀性，操作时需避免接触皮肤和黏膜，且不宜用于羊毛、丝绸等蛋白质纤维面料；二是浸泡时间需根据污渍厚度调整，一般以油污软化、出现乳化现象为宜；三是清水冲洗务必彻底。

对于处理厚重面料（如粗麻布、帆布）上的顽固动物油脂污渍，此方仍可作为应急方法参考，但其对皮肤和面料的潜在伤害需谨慎规避。

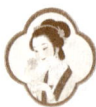

洗垢腻污衣法

用灰汁浣衣洁白如玉。

❀ **方药简释**　灰汁：草木灰浸泡过滤后得到的汁液。古人通过焚烧草木（如秸秆、树枝、杂草等）获得草木灰，再将其与水混合、静置、过滤，取上层澄清液体即为灰汁。

❀ **主要成分**　碳酸钾、碳酸钠、氢氧化钾等。

❀ **用　　法**　将沾有垢腻的衣物放入灰汁中浸泡搓揉。

❀ **点评指导**　此方是古代应用最广泛的清洁法之一，其本质是利用天然碱性物质实现"化学去污"，尤其针对"垢腻"（多为油脂、汗渍、尘土混合形成的复合污渍）效果显著。

古人选择灰汁在于其"低成本、易获取、多功能"：草木灰来源广泛，无需复杂加工；碱性温和（相比石灰水，灰汁碱性稍弱，对棉麻面料损伤较小），且含有天然钾元素，晾晒后衣物不易板结，现代洗衣粉中添加的软水剂即借鉴此原理；更重要的是，灰汁不仅去污，还能让衣物"洁白如玉"，这是因为碱性环境可分解纤维上的天然色素或污渍氧化形成的有色物质，起到类似"漂白"的作用。

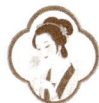

又法

茶子去壳捣烂洗，甚妙。

❀ **点评指导**　方中茶子的清洁作用主要依赖皂苷类物质的表面活性：皂苷分子一端亲水、一端亲油，能包裹油污颗粒并使其悬浮于水中，同时减少衣物纤维与污渍的附着力，配合搓揉即可将污渍去除。与灰汁等碱性清洁剂相比，茶子的清洁方式更偏向"物理乳化＋温和分解"，对衣物面料的损伤更小，尤其适合棉、麻、丝等较娇嫩的面料。由于茶子含油脂成分，冲洗时需确保无残留，以免衣物晾干后留下油斑。

从现代视角看，茶子的清洁原理与现代植物性洗衣液中的表面活性剂（如皂角苷、茶皂素）异曲同工，其天然成分对皮肤刺激性小，适合敏感人群或婴幼儿衣物的清洁，也符合当代"绿色清洁"的环保理念。

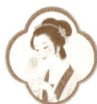

又法

豆稿灰洗衣，绝妙。

❀ **方药简释**　**豆稿**：豆类植物（如黄豆、黑豆、绿豆等）收获种子后剩余的秸秆，包括茎、叶等部分。

❀ **主要成分**　碳酸钾、碳酸钙等。

❀ **用　　法**　豆秆烧灰，加水用来清洗衣物。

❀ **点评指导**　豆秆灰洗衣法是古代利用植物灰烬碱性去污的典型案例，其核心逻辑是"以碱去脂"，与现代肥皂、洗衣粉的碱性去污原理一脉相承，展现了古人对化学特性的朴素认知与实践。

古人选择豆秆灰而非其他植物灰烬，可能与豆类植物的特性有关：豆科植物秸秆中钾元素含量较高（因豆类根系的固氮作用，秸秆养分更丰富），燃烧后碳酸钾浓度也更高，去污效果更显著；同时，豆秆质地疏松，燃烧充分，灰烬杂质少，提取的灰汁更纯净，对衣物损伤较小。此外，豆秆作为农业废弃物，成本极低，且燃烧后无有害物质残留，符合"就地取材"的生活智慧。

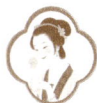

洗垢腻衾法

于霜夜，先铺禾藁于地上如衾像样，将火烧之成灰。来早，霜铺其上，覆以衾，候口晒，霜溶，其垢自脱。来日翻转，再覆其上，两面皆去。

❀ **方药简释**　**禾藁：** 禾本科植物（如水稻、小麦、粟等）收获籽粒后剩余的秸秆，包括茎秆和叶片。

❀ **主要成分**　碳酸钾、碳酸钙等。

❀ **用　　法**　选择有霜的夜晚，在地上铺设一层禾藁，烧灰；次日清晨，待霜自然覆盖在禾藁灰烬上时，将需要清洗的被褥平铺在上；日晒待霜融化，翻面重复操作。

❀ **点评指导**　此方法是古代结合自然材料与气候条件清洁厚重被褥的方法，解决了被褥厚重、难以全面清洗的问题。从实用性来看，该方法适用于古代无现代洗涤剂、被褥（尤其是棉麻材质）难以频繁拆洗的场景。从现代视角看，这种方法本质是"天然碱＋水＋阳光"的简易清洁组合，与现代"碱性洗涤剂＋浸泡＋晾晒"的逻辑相通，但其对自然条件的依赖也反映了古代清洁方式的局限性。

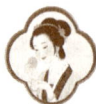

洗衣上蒸斑

灰苋烧灰淋汤洗，即去。

❀ **方药简释**　**灰苋**：苋科植物灰绿藜（又称灰苋菜）的全草，为常见的野生草本植物，在田间、路边广泛生长。

❀ **主要成分**　碳酸钾、碳酸钠等。

❀ **用　　法**　灰苋烧灰，加水清洗衣物。

❀ **点评指导**　蒸斑类似汗渍，多含蛋白质、油脂或微生物代谢物，碱性溶液既能使蛋白质变性、油脂乳化，又能破坏微生物残留的生存环境，从而达到祛斑效果。从实用性来看，灰苋作为野生植物，来源广泛且获取成本低，燃烧制灰操作简单，适合古代民间处理特定顽固污渍。

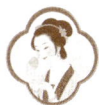

青纻系上日久积垢光滑

慈母竹茹揩擦，自然洁净如故。

❀ **方药简释** **慈母竹茹**：即慈竹茹。禾本科植物慈竹的茎秆除去外皮后刮下的中间层。可清热凉血、除烦止呕，主治胃热呕逆、上焦烦热、吐衄、崩中及胎动不安。

❀ **主要成分** 纤维素、木质素、半纤维素等。

❀ **用　　法** 用慈竹茹对青纻上积垢的光滑部位进行反复揩擦。

❀ **点评指导** 青纻作为苎麻织物，纤维坚韧耐磨，而积久的污垢因反复摩擦可能形成一层紧密附着的光滑薄膜，常规水洗难以去除，慈竹茹质地柔韧且带有天然纤维的细微粗糙感，既能提供足够摩擦力剥离污垢，又不会像硬物那样刮伤织物表面。该方法操作简单，但局限性也较明显：仅适用于表面附着的干硬污垢，对渗透到纤维内部的污渍效果有限，且需要人工反复揩擦，耗时费力。

藏貯部

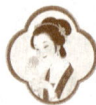

收翠花朵法

用汉椒不拘多少杂盒中收贮，妙。

🌸 **方药简释** **汉椒**：即花椒，芸香科植物花椒的果实。其气味浓烈，传统贮存方法中起到防止虫蛀或霉变的作用。

🌸 **主要成分** 柠檬烯、芳樟醇、月桂烯等。

🌸 **用 法** 将花椒与翠花朵一同放入容器中收贮。

🌸 **点评指导** 翠花朵无论是植物干花还是绢布等制成的饰品，在存放过程中均易受虫蛀、霉变影响，而汉椒的浓烈气味能有效驱避害虫，其含有的成分还能抑制微生物生长，从而延长翠花朵的保存时间，保持其良好状态。此方法操作简单便捷，适合家庭日常保存小件物品，是古代生活中"就地取材"理念的体现。现代部分中药饮片贮存也常用此法。

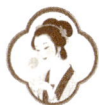

又方

用茱萸相杂藏之则不生蛀，亦要勤取晒之。晒背不晒面，宜防猫，藏处又防蚁。

❀ **方药简释**　茱萸：芸香科植物吴茱萸。气味辛烈，具有驱虫的特性，古人常用其防止物品被虫蛀。

❀ **主要成分**　吴茱萸烯、罗勒烯、吴茱萸内酯等。

❀ **用　　法**　将吴茱萸与衣物、干花等混合藏于容器中。定期取出物品晾晒，但需注意晾晒物品的背面，避免正面直接暴晒。

❀ **点评指导**　此方法是古人结合"天然驱虫"与"物理养护"的贮存智慧，核心逻辑为"气味驱虫＋定期养护"：吴茱萸的辛烈气味形成天然防护屏障，驱避蛀虫，而"勤取晒之"则通过阳光暴晒去除物品中的潮气，破坏霉菌和虫卵的生存环境，双重保障防止物品生蛀。

"晒背不晒面"的细节体现了古人对物品特性的细致考量：不同材质的物品（如染色织物、精致饰品）正面可能更易受阳光损伤（褪色、变形），背面晾晒既能利用阳光的干燥和杀菌作用，又能减少对物品外观的破坏，是"保护式养护"的体现。

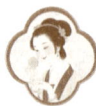

藏真红衣裳法

凡真红衣服不可近麝香，能损其色。

❀ **点评指导**　真红衣裳的红色在古代多来源于天然染料（如红花、苏木、茜草等），这些天然染料的化学稳定性相对较弱，而麝香中以麝香酮为代表的挥发性成分，可能通过以下两种方式影响红色：一是麝香酮的化学活性可能与染料分子发生反应，破坏染料的发色结构，导致褪色或变色；二是麝香浓烈且持久的香气可能通过吸附作用附着在衣物纤维上，长期接触可能改变染料的呈现状态，使红色黯淡。古人虽不了解具体化学反应机制，但通过长期实践总结出"麝香损真红色"的经验，为后世衣物保存提供了重要参考，也启示我们：在保存天然材质或传统工艺制品时，需注意环境中化学物质（即使是天然物质）可能带来的影响，合理隔离以延长其使用寿命。

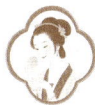

收毯褥等物之法

若频频晒露则蝇类遗种于中，反能速蛀，不晒则蛀愈甚，但以莽草同折摺收之，可永久不蛀。

❀ **方药简释**　**莽草**：又名芒草、春草、鼠莽、红桂等。具有祛风止痛、消肿散结、杀虫止痒之功。主治头风、皮肤麻痹、痈肿、乳痈、瘰疬、喉痹、疝瘕、癣疥等。此处作为驱虫剂使用，其气味浓烈，古代常利用其天然毒性和特殊气味杀灭或驱避蛀虫、虫卵，是传统防蛀养护的常用药材。

❀ **主要成分**　黄樟醚、丁香油酚、茴香醚等。

❀ **用　　法**　将莽草与毯褥等物品一同折叠存放。

❀ **点评指导**　此方法是古人针对"晾晒防蛀"矛盾提出的优化方案，既解决了"频繁晾晒招蝇产卵"的问题，又避免了"不晒则蛀愈甚"的困境。从驱虫原理来看，莽草的浓烈气味和毒性成分形成了双重防护：气味可直接驱避蛀虫，使其远离毯褥；而其含有的毒性物质（如挥发油中的某些成分）则能杀灭可能残留的虫卵，从源头阻止蛀蚀发生，比单纯依赖晾晒的物理防蛀高效。

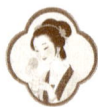

又法

五月五日，取莴苣贮厨箧中，辟蛀虫。

❀ **方药简释** 莴苣：菊科植物莴苣的茎或叶，为常见蔬菜，其茎叶含有特殊气味，古人用于橱柜中防止蛀虫滋生。

❀ **主要成分** 莴苣素、纤维素等。

❀ **用　　法** 端午节时，取新鲜莴苣贮于橱柜中。

❀ **点评指导** 五月五日正值夏季来临，气温升高、湿度增加，是蛀虫繁殖的活跃期，此时在橱柜中放置莴苣，可借助其气味形成防护屏障，提前阻断蛀虫滋生。莴苣作为日常蔬菜，获取极为便捷，且气味清新，相比莽草等有毒植物更安全，适合家庭厨房、衣橱等场景使用。

从民俗角度看，端午节本就有"驱虫辟邪"的传统（如挂菖蒲、薰苍术），将莴苣纳入其中，是这一民俗的延伸——通过多种天然植物的气味叠加，增强防虫效果，形成"时令＋植物"的双重防护体系。古人可能观察到夏季莴苣生长旺盛，此时的莴苣气味更浓烈，驱虫效果更佳，因此选择在端午这天贮存，既顺应节气，又最大化利用植物特性。

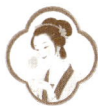

又法

七月七日，收角蒿置毯褥、书籍中，辟蛀虫。

❀ **方药简释** 角蒿：又名马先篙、马新蒿、猪牙菜等。有祛风除湿、活血止痛、解毒之功，主治风湿关节痛、筋骨拘挛；外用治湿疹、口疮、痈等。此处利用其特殊气味作为天然驱虫剂。

❀ **主要成分** 萜类、黄酮类、生物碱等。

❀ **用　　法** 七月七日，将角蒿放在毯褥、书籍中。

❀ **点评指导** 农历七月七日即七夕，相传为牛郎、织女双星相会之日，古人常在这天穿针乞巧、晒经书衣裳。盖因此时正值夏秋之交，气候湿热，是蛀虫活动的高发期。此时将角蒿放入毯褥、书籍中，能及时形成防护，有效阻挡蛀虫滋生。而将其与七夕节俗结合，也反映了古人在生活实践中对"时令、习俗、实用"三者的融合——既借助节日的仪式感强化了防虫行为的记忆，又通过自然之物解决了实际的生活问题，展现了传统民俗中"实用主义"与"文化象征"的统一。

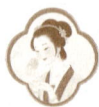

又法

九月九日，收茱萸撒置厨箧中，亦可辟蛀。

✿ **用　法**　重阳节采收吴茱萸，将其撒放在橱柜、箱子等处。

✿ **点评指导**　重阳节有"插茱萸"的习俗，本就蕴含"辟邪驱虫"的寓意（古人认为吴茱萸气味能"却鬼气、御初寒"）。将佩戴于身的辟邪之物转化为守护器物的防蛀之材，使节日的象征意义与实用功能相结合。此外，重阳节的"九"为阳数，象征阳气旺盛，而吴茱萸的辛温之性也属"阳"，二者呼应，既符合"天人相应"的传统观念，又通过自然之物的特性解决了实际问题。

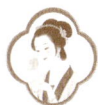

🍄 又法

青蒿子采置厨箧盛贮器物中，极能辟蛀。

❀ **方药简释** **青蒿子**：菊科植物青蒿的干燥果实。具有清热明目、杀虫之功，主治劳热骨蒸、痢疾、恶疮、疥癣、风疹。除药用外，因其含有特殊挥发成分，也具有天然的杀虫驱虫作用。

❀ **主要成分** 挥发油、黄酮类、甾醇类等。

❀ **用　　法** 采集青蒿子，晒干后直接放入容器中。

❀ **点评指导** 青蒿作为常见野生或栽培植物，其种子（青蒿子）易于采集且成本低廉。其含有的挥发油成分通过强烈气味刺激蛀虫的感官系统，使其远离贮存环境，属于物理驱避而非化学毒杀，安全性高，对人体和环境友好。与茱萸、莽草等气味浓烈的驱虫植物相比，青蒿子的气味相对温和，与现代天然驱虫剂（如艾草、薄荷）一脉相承。

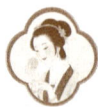

又法

樟脑烧熏衣箧、毯中，可去壁虱、蛀虫。

❀ **方药简释**　**樟脑**：樟科植物樟的根、干、枝、叶经蒸馏精制而成的结晶，呈白色或无色透明块状。具有除湿杀虫、温散止痛、开窍辟秽之功，主治疥癣瘙痒、跌打伤痛、牙痛等症。因气味芳香浓烈，是古代常用的驱虫剂，尤其对壁虱、蛀虫等效果显著。

❀ **主要成分**　右旋樟脑以及少量桉叶素、黄樟素等。

❀ **用　　法**　将樟脑直接放置于衣箧、毯褥之中；或用透气布袋包裹后分散放置；或通过燃烧樟脑产生的烟雾熏衣物。

❀ **点评指导**　利用樟脑的强挥发性和杀虫特性防虫是古代针对壁虱、蛀虫等顽固害虫的高效手段。现代仍在沿用。如樟脑丸、樟脑球等。因樟脑的芳香气味穿透力强，能渗透到衣箧、毯褥的纤维深处，对隐藏的害虫及虫卵均有作用，且挥发缓慢，一次放置可维持较长时间的驱虫效果。

此外需注意樟脑"有毒"，虽对成年人体毒性较低，但过量接触或长期吸入可能引起头晕、恶心等不适，尤其需避免儿童、宠物误食，存放时需密封于透气容器中，避免直接接触皮肤。

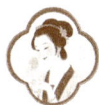

收毯褥座等法

宜日影晒过，以细棒击其尘，有汗则取莴苣菜晒燥，逐叶擘开，铺置背面收之，可永久不蛀。

✾ **用 法** 将毯褥、坐垫等物品放在阳光下晾晒，随后用细棒轻轻拍打，抖落附着的灰尘和虫卵。若物品上有汗渍，需取新鲜莴苣菜晒干，逐叶擘开，将干燥的莴苣叶铺在物品背面，折叠收纳，即可长期防止虫蛀。

✾ **点评指导** 此方法是古人对织物贮存"清洁－干燥－防虫"逻辑的完整实践，体现了"先除隐患，再施防护"的智慧。日晒和拍打是基础清洁步骤：阳光的高温能杀死部分虫卵，紫外线可抑制微生物繁殖，拍打则能清除表面污垢，减少蛀虫的"食物来源"；而莴苣的使用是针对汗渍中含有的蛋白质、油脂等易吸引蛀虫的成分，干燥莴苣既通过气味形成"驱虫屏障"，又以自身吸湿性保持织物干燥，从环境上阻断蛀虫滋生条件，实现"双重防护"。本部多数方法成本极低、获取方便，且性质温和、气味清新，符合"天然环保"的理念。展现了古人在资源有限条件下，对生活细节的极致优化。

附　古今用药度量衡简释

度量衡是计量长度、容积、重量标准的简称。中国统一度量衡始萌于秦，至汉渐成体系。

《汉书·律历志》云："度者，分、寸、尺、丈、引也，所以度长短也……一为一分，十分为寸，十寸为尺，十尺为丈，十丈为引。""量者，龠、合、升、斗、斛也，所以量多少也……合龠为合，十合为升，十升为斗，十斗为斛。""权者，铢、两、斤、钧、石也，所以称物平施，知轻重也……一龠容千二百黍，重十二铢，两之为两，二十四铢为两，十六两为斤，三十斤为钧，四钧为石。"可见，汉代度、量是十进制；衡以二十四铢为一两，十六两为一斤，三十斤为一钧，四钧为一石。

汉代医著中药物计量多以度量衡为单位（亦有"枚""个"等数量，"鸡子大""弹丸大"等拟量，"把""握"等估量值），包括铢、两、斤、合、升、尺等。由于年代久远，对汉与之后的药物分量折算的考证多有难度，且各家考证时所依据的文物不同，结果多不一致。如李时珍言："古之一两，今用一钱；古之一升，即今之二合半。"张介宾认为："古之一两，为今之六钱；古之一升，为今之三合三勺。"陈修园云："大抵古之一两，折今为三钱。"钱天来云："汉之一两，即今之二钱七分也。"现代诸家考证，汉代一两等于今之 13.75~15.625g。

此外，古方用量有刀圭、方寸匕、钱匕、一字等名称，大多用于散药，实际重量与所测药物质地有关。所谓方寸匕者，陶弘景云："方寸匕者，作匕正方一寸，抄散取不落为度。"钱匕者，一般认为是以汉五铢钱抄取药末，亦以不落为度；半钱匕者，则为抄取一半。亦有学者认为钱匕是表示重量单位，作砝码之用，如章太炎认为："宋人所谓钞五钱匕者，则是开元通宝五钱之重，实非钱匕。"一字者，即以开元通宝钱币（币上有"开元通宝"四字）抄取药末，填去一字之量。刀圭者，乃一方寸匕的十分之一。另有以类比法标记药量之方，如一鸡子黄＝一弹丸＝40桐子＝80粒大豆＝160粒小豆＝480粒大麻子＝1440粒小麻子（古称细麻，即胡麻）。

自汉以降，历代度量衡多有变迁。晋隋唐在汉制铢、两中增"分"，以六铢为一分，四分为一两，即陶弘景所言："古秤唯有铢两，而无分名。今则以十黍为一铢，六铢为一分，四分成一两，十六两为一斤。"至于古方丸散中所用之分，非指药物重量，而是说明剂量比例。且在此期，权衡古今大小两制同用，大制约为小制（古制）3倍，目前一般认为唐时医药用量是取小制。宋承唐制，而改铢、分进制为两、钱、分（此分不同于汉之"六铢为一分"之分）、厘、毫的十进位制。《太平圣惠方》中规定："其方中凡言分者，即二钱半为一分也；凡言两者，即四分为一两也；凡言斤者，即十六两为一斤也。凡煮汤，云用水一盏者，约合一升也；一中盏者，约五合也；一小盏者，约三合也。"宋时逐渐用大制取代小制，如《伤寒总病论》云："古之三两，准今之一两，古之三升，今之一升。"

有学者考证宋时一斤（大制）约为今之 634g（一两约为今之 40g）。明清度量衡变化不大，据考证其一两约合今之 36.2g。

根据中华人民共和国国务院的指示，从 1979 年 1 月 1 日起，中国中医处方用药的计量单位一律采用以 "g" 为单位的国家标准。兹附十六进制与中国标准计量单位换算率如下：1 斤（16 两）=0.5kg=500g；1 市两 =31.25g；1 市钱 =3.125g；1 市分 =0.3125g；1 市厘 =0.03125g（注：换算尾数可以舍去）。

方剂中药物的用量一般应以现行版《中华人民共和国药典》为指导，根据药物性质、剂型、配伍关系，患者的年龄、体质、病情，以及季节的变化而酌定。切忌以此推算古今剂量之换算标准。而且，同一时代，甚至同一原著各方中同一药物之剂量相同，但教材中所提供之当今临证参考用量亦不尽一致。学者当以今人临床实际应用为准，不可过于刻求拘泥于古今度量衡折算之剂量。

香奁润色原跋

妇女秉阴，教主中馈。曰容，曰工，四德之所兼也。第川岳之所钟，未必有厚无薄，则妍媸半焉，庸淑半焉。而后人不循壶则不尚诚朴，往往效颦仿步，竞为冶容以取怜。如梅花妆、远山黛、蝉翅翠钿，殊令人嗤笑耳，岂妇女之用宜哉。然则蓬首垢面，任其疾病狼戾又不可，乃有若此帙之所列者具在，盖令人拔恶易瑕而工容兼备也。灵者诚苦心哉！不识好德之君子以为然否。

侄　孙光盛　谨跋

后记

　　本书的顺利出版，离不开众多师长、同仁以及亲友的鼎力支持。在此，我们谨以最诚挚的谢意，向所有为本书付出心血与关怀的人们致以深深的感激。本书获得陈彤云国医大师传承工作室的大力支持，感谢陈彤云国医大师及曲剑华教授为本书提出的指导意见。

　　同时，要向参与本书策划、编写的团队致以谢意。各编者承担的编写任务具体如下：主编吕景晶11.2万字、副主编范斌10.4万字、李悦1.3万字、萨茹拉1.1万字、瞿慧0.7万字、陈志然0.5万字；各编委完成了文献整理、统稿、校对以及设计参考等各项工作。

　　感谢出版社各位同仁的专业付出，您们的严谨态度与辛勤工作，确保了本书的质量与水准。此外，也感谢各位专家学者在成书过程中提出的宝贵建议，您们的真知灼见为本书增添了深度与广度。

　　愿本书能为读者带来启发与思考，亦不负所有支持者的厚望。

吕景晶

二〇二五年夏